职业院校一体化创新教材

常见病的中医药认知

CHANGJIANBING DE ZHONGYIYAO RENZHI

主编◎张　敏

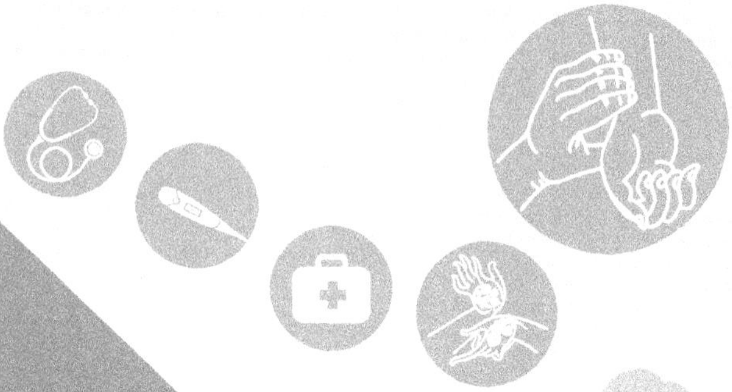

郑州大学出版社
·郑州·

图书在版编目(CIP)数据

常见病的中医药认知/张敏主编. —郑州:郑州大学出版社,2020.9
职业院校一体化创新教材
ISBN 978-7-5645-7186-3

Ⅰ.①常… Ⅱ.①张… Ⅲ.①中国医药学-职业教育-教材 Ⅳ.①R2

中国版本图书馆 CIP 数据核字(2020)第 152442 号

郑州大学出版社出版发行
郑州市大学路 40 号　　邮政编码:450052
出版人:孙保营　　发行电话:0371-66966070
全国新华书店经销
广东虎彩云印刷有限公司印制
开本:787 mm×1 092 mm　1/16
印张:11.25
字数:171 千字
版次:2020 年 9 月第 1 版　　印次:2020 年 9 月第 1 次印刷

书号:ISBN 978-7-5645-7186-3　　定价:33.00 元

一体化创新教材建设指导委员会

作者名单

主　编　张　敏

副主编　杨　絮

编　者　张　敏　杨　絮

栾淑娟　焦文静

金月珍

序

推进职业教育的改革与发展是实施科教兴国战略、促进经济和社会可持续发展、提高国际竞争力的重要途径，是调整经济结构、提高劳动者素质、加快人力资源开发的重要举措。加快发展现代职业教育，是党中央、国务院做出的重大战略部署，对于深入实施创新驱动发展战略，加快转方式、调结构、促升级具有十分重要的意义。

近年来，随着我国经济社会的发展和老龄化进程的加快，人们对医药健康产品的需求越来越大。医药生产经营技术的进步，对相关从业人员的要求越来越高，也对医药健康类职业院校的快速发展、深化教育改革、提高教育质量提出了新的要求。河南医药技师学院根据这一要求积极改革教育教学模式、教学方法，在课程体系、课程建设、教材建设等方面进行了积极探索和实践，取得了显著成效。

本套一体化教学工作页围绕学生职业能力和职业素质培养主线，依照“工学结合、校企合作”要求，将医药生产经营中的新技术、新进展纳入工作页，具有先进性、实用性和创新性，更加贴近专业发展和实际需要。按照“岗位导向，任务驱动”的职业教育特色，根据学生的知识层次、教育形式的人才培养定位，编写适合职业院校特色发展的教材，创建以能力为中心、以解决实际问题为目标的特色教材模式，努力探索建设创新特色教材的新途径。

教育教学改革是一个不断深化的过程，教材建设也是一个不断推陈出新、反复锤炼的过程。希望本系列工作页的出版对医药职业教育教学改革和提高教育教学质量起到更大的推动作用，也希望使用工作页的师生多提宝贵意见和建议，以便及时修订、不断完善。

前　言

为适应我国中医药教育的改革和发展，满足新时期对中医药人才的需求，普及中医药专业相关人才的中医药基础知识，我们组织编写了《常见病的中医药认知》一体化教材。

本教材结合学生的认知特点，选取了常见病相关的中医药内容进行编写，本书侧重岗位实际工作中的应用，贯彻任务为导向的一体化教学模式，内容包括中医药认知、感冒的中医药认知、头痛的中医药认知、便秘的中医药认知、胃痛的中医药认知、腰痛的中医药认知、痹证的中医药认知7个任务。

本教材具有强化技能、理论适度的特点，其内容体现了职业教育的属性，更加注重学生职业能力的培养。本书注重实训，突出任务导向，使工作页内容更加贴近实践、贴近岗位，有利于培养学生的综合职业能力，有利于实现职业教育培养高技能应用型人才的培养目标。

本教材由张敏作为主编，其编写任务六、任务七，并负责最终审稿；栾淑娟编写任务一、任务四，并负责全书统稿；焦文静编写任务二；杨絮任副主编，编写任务三；金月珍编写任务五；编写期间得到学院老师的大力支持和帮助，在此一并表示感谢。

本书是教师进行一体化教学的主要依据，也是学生获得实训能力的重要工具。但由于编写人员初次编写一体化教材，疏漏不当之处在所难免，竭诚欢迎广大读者提出宝贵意见，以便修订完善，为促进我国中医药职业教育中药学专业教学改革和人才培养做出积极贡献。

编者

2020年6月

目　录

任务一　中医药认知

任务书

【情景案例1】

小王第一天去某大型连锁药店上班，心情非常激动。她早早起床洗漱，化上精致的妆容，挑选最漂亮的短裙，梳理好自己的披肩长发，涂上黑色指甲油，穿上高跟鞋，准时走进药店，以饱满的热情准备开始她第一天的工作。工作半个小时后，小王觉得很累，她倚靠着柜台站着，可以减少鞋子对脚的挤压，觉得舒服多了。后来，小王干脆拿个凳子坐着，她的脚就彻底放松了。

1. 你认为小王在哪些方面做得不合适？

2. 如果你是小王，你应该怎么做？

【情景案例2】

2020年初随着新型冠状病毒肺炎疫情不断扩散，国家卫生健康委员会、国家中医药管理局高度重视中医药在新型冠状病毒肺炎中的作用，实践证明中医药早期、全程参与，对新型冠状病毒肺炎治疗效果更好。目前，《湿疫与舌象——新冠肺炎中医诊疗》一书已全面上市。相信在不久的将来，中医药必将融入国际主流社会，成为世界各国医疗卫生事业的组成部分。

1. 在新型冠状病毒肺炎防治中，你看到过哪些关于中医药防治的报道？

2. 作为一名从事中医药的专业人员，你认为应该掌握哪些中医药知识？

学习目标

1. 认识职场环境及职业形象准备；认识中药相关专业的岗位职责；认识

工作流程及学习流程;认识课程的学习方法。

2. 能够使用工具查阅资料,形成主动解决问题的习惯。

3. 能够正确认识中药相关专业岗位工作,初步形成爱岗敬业的态度。

建议课时

28 课时。活动名称及课时分配见表 1-1。

表 1-1 活动名称及课时分配

活动序号	活动名称	课时安排	备注
1	岗位认知	2	
2	中医基础认知	20	
3	中药基础认知	6	

活动一 岗位认知

学习目标

通过该活动,学生能够初步认识中药相关专业岗位。

建议课时

2 课时。

活动过程

本活动通过四步完成:第一步认识职场环境及职业形象准备,第二步认识岗位职责,第三步认识工作流程及学习流程,第四步认识学习形式及学习方法。

活动内容

一、认识职场环境及职业形象准备

(一)职场环境

模拟药店,西药房与中药房合并在一个门店中。

1. 西药房要求

(1)清洁空气,调节温度。

(2)打扫场地,整理台面。

(3)播放音乐,调节灯光。

(4)摆放座椅、整理书刊。

2. 中药房要求

(1)应有与调剂工作量相适应的调剂室。

(2)药斗为调剂中药饮片的容器,药斗布局应合理,符合斗谱规律排列。药名为正名正字。

(3)调剂台为木质结构,应宽大坚固。

(4)供调剂的戥秤、天平必须是经质量技术监督部门检定合格才能使用。

(5)调剂室内所用各种用具,要有固定存放位置,专人管理。

(二)职业形象准备

药店标准职业形象:

1. 仪容

(1)清洁卫生。

(2)发型要求。

(3)化妆要求。

2. 仪表

(1)着装。

(2)禁忌。

3. 仪态

(1)站姿。

(2)走姿。

(3)禁忌。

(4)其他举止。

二、认识岗位职责

(一)职业名称

中药相关专业岗位,比如中药购销员、中药调剂员、中药验收员、中药养护员、中药鉴定员等。

(二)素质要求

1. 职业素质

(1)高度的责任心、足够的耐心与体力、细心与奉献精神。

(2)较强的综合分析能力、敏锐的洞察力。

(3)良好的沟通技巧和团队精神。

2. 专业素质

(1)正确的专业思想,热爱中药营销事业。

(2)对本专业的性质、作用和价值有较明确和深刻的认识,愿意以专业知识和技能为人民服务。

(3)具有人文关怀精神,遵守行业道德行为规范。

(4)能利用专业知识分析、解决本专业工作中的实际问题;能创造性地开展专业技术工作。

3. 能力素质

(1)具有职业技术人才必备的科学素养和文化修养。

(2)有联系实际、实事求是的科学态度。

(3)尊重自己、尊重他人、尊重科学。

(4)具有较强的自学能力、知识自我更新能力和适应岗位变化的能力。

三、认识工作流程及学习流程

(一)工作流程

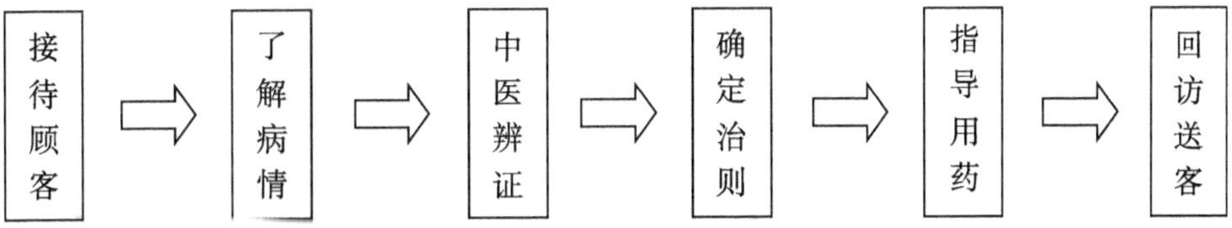

(二)学习流程

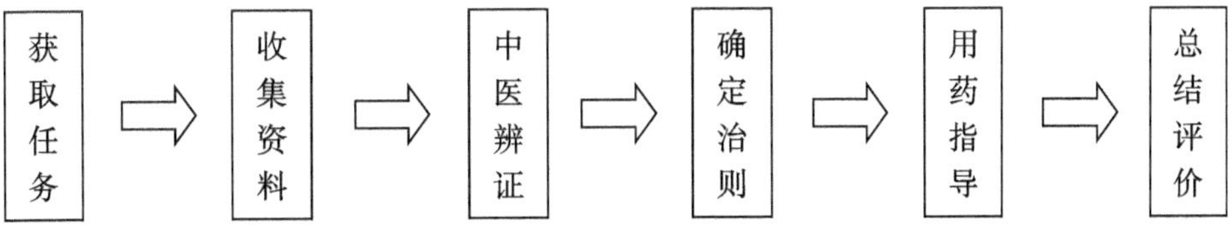

四、认识学习形式及学习方法

(一)学习形式

全新的一体化教学模式:

1. 以学生为主导,老师辅助。

2. 团队合作,提升学生解决问题的能力。

(二)学习方法

1. 使用工具自主查询资料

体验:请以小组为单位查找经络的流注次序关系,并绘制成图。

要求:查找资料快、结构绘制准、图画绘制好;5 ~6 人为一组,展示结果并互评(将自己手中的选票投给其他最好的一组),得票数最高者为优秀小组。

2. 头脑风暴法

体验:“晚上不睡,白天不起”已经成为现在好多年轻人的生活方式,这些夜猫子们的夜晚生活多姿多彩,比如用手机看电视。请尽可能多地列举出“夜猫子们晚上干什么”的例子。

要求:5 ~6 人为一组,每组选代表上台阐述本组观点,并互评。

3. 角色扮演法

体验:选择不同的同学扮演患者和医师,患者描述自己的症状,医师通过辨证,给患者推选出合适的药物。

要求:2 人为一组(1 位医师和 1 位患者),每组上台角色扮演,在此过程中,评价医师的职业素质、专业素质、能力素质。

4. 站队法

体验:请认真思考下列问题并站队说明理由。

背景小故事:一个中国老太太和一个美国老太太在天堂相遇。中国老太太说:“我攒够了 30 年的钱,晚年终于买了一套大房子。”美国老太太说:“我住了 30 年的大房子,临终前终于还清了全部贷款。”您的消费观属于哪一种(　　)

A. 中国老太太　　B. 美国老太太　　C. 都不是

要求:以班级为单位站成 2 队,每队选择代表上台说明理由,理由充分且有说服力者为优秀队。

5. 寻找关键词

体验：某女，44 岁，农民。其常年在田间劳作，家庭困难，常为生计忧愁。半年来多梦易醒，醒后不能入眠，常出现心慌，健忘，白发过半，面色无华，劳动中时见头晕目眩，全身乏力，饮食也较以前减少，舌淡白，苔薄白，脉细弱。

要求：寻找上述案例的关键词，以正确分析患者的疾病、证型。

活动二 中医基础认知

学习目标

通过该活动,学生能够对中医学的理论有初步的认知。

建议课时

20 课时。

活动过程

本活动通过两步完成:第一步认识中医学的基础理论,第二步认识中医诊断学的基础理论。

活动内容

一、认识中医学的基础理论

(一)中医学的基本特点

1. 整体观念。
2. 辨证论治
(1)病、症、证。
(2)辨证论治。
(3)异病同治、同病异治(举例说明)。

(二)阴阳学说

1. 阴阳的基本概念。

2. 阴阳学说的基本内容。
3. 阴阳学说在中医学中的应用。

(三)五行学说

1. 五行的基本概念。
2. 五行学说的主要内容
(1)五行各自的特性。
(2)事物按五行属性进行归类。
(3)五行的相生、相克和制化。
(4)五行的相乘、相侮和母子相及。
3. 五行学说在中医学中的应用。

(四)脏腑

1. 五脏。
2. 六腑。
3. 奇恒之腑。

(五)气血津液

1. 气。
2. 血。
3. 津液。

(六)经络

经络的概念。

(七)病因、病机、治则

1. 病因
(1)外感病因
1)六淫。
2)疠气。
(2)内伤病因
1)七情。
2)劳逸。

3）饮食。

（3）病理产物形成的病因

1）痰饮。

2）瘀血。

3）结石。

（4）其他病因

1）外伤。

2）寄生虫。

2. 病机

（1）邪正盛衰。

（2）阴阳失调。

（3）气血失常。

（4）津液代谢失常。

3. 治则

（1）早知防变。

（2）治病求本。

（3）扶正祛邪。

（4）调整阴阳。

（5）调理气血。

（6）调理脏腑。

（7）三因制宜。

二、认识中医诊断学的基础理论

（一）四诊

1. 望诊。

2. 闻诊。

3. 问诊。

4. 切诊。

（二）辨证

1. 八纲辨证。
2. 气血辨证。
3. 脏腑辨证。

活动三 中药基础认知

学习目标

通过该活动，学生能够初步掌握中药基础知识。

建议课时

6 课时。

活动过程

本活动通过四步完成：第一步认识中药的产地和采集，第二步认识中药的性能，第三步认识中药的配伍、用药禁忌，第四步了解用药剂量与用法。

活动内容

一、认识中药的产地和采集

1. 产地。
2. 中药的采集。

二、认识中药的性能

1. 四气。
2. 五味。
3. 升降浮沉。
4. 归经。
5. 毒性。

三、认识中药的配伍、用药禁忌

1. 中药的配伍。
2. 用药禁忌。

四、了解用药剂量与用法

1. 用药剂量。
2. 用法。

任务二 感冒的中医药认知

任务书

【情景案例】

你在某大型连锁药店工作期间接待了患者李某，经过问询，患者李某的情况如下：

李某，男，20 岁，学生。初诊：昨天下午因受凉于今晨 7 点左右突发高热，伴头痛，微恶寒，鼻塞，流浊涕，咽痛。T 39.1 ℃，P 96 次/min，R 20 次/min，BP 120/70 mmHg，神清，精神差，面红，咽部充血，双侧扁桃体Ⅰ度肿大，双肺呼吸音稍粗，心率 96 次/min，律齐，无杂音。舌红，苔薄黄，脉浮数。血常规：WBC 11.4×10^9/L，N 80%。胸片示：双肺纹理增粗。

请你结合患者李某的临床表现完成下列任务：

1. 对患者李某进行中医辨证。
2. 对患者李某进行用药指导。

学习目标

1. 能够对感冒患者进行辨证分型。
2. 能够对感冒患者进行用药指导。
3. 对肺系病证有初步认知。
4. 能灵活使用各种工具查阅资料，有团队合作精神和主动解决问题的能力。
5. 形成爱岗敬业的态度和社会责任感。

建议课时

28 课时。活动名称及课时分配见表 2-1。

表 2-1　活动名称及课时分配

活动序号	活动名称	课时安排	备注
1	获取任务	4	
2	资料收集	12	
3	制定方案	4	
4	实施	4	
5	总结与拓展	4	

活动一 获取任务:识读感冒患者案例

学习目标

通过该活动,学生能够正确识读任务书。

建议课时

4 课时。

活动过程

本活动通过两步完成:第一步找出任务书中的关键词,第二步正确识读任务书。

活动内容

通过识读任务书,完成下列问题。

1. 请同学们用红色笔画出情景案例中的关键词,并把关键词抄在下面横线上。

____

____

____

2. 请同学们查阅资料并完成下列内容。

上述患者的主诉是______________________________。

引起发病的病因是______________________________。

案例中 T 是指______,正常值为____________。

正常人的舌象为__________________。

活动二 资料收集:收集感冒相关的中医学知识

学习目标

通过该活动,学生能对感冒患者进行正确辨证分型。

建议课时

12 课时。

活动过程

本活动通过三步完成:第一步收集中医基础相关知识,第二步收集中医诊断相关知识,第三步收集感冒相关知识。

活动内容

一、收集中医基础相关知识

1. 肺的解剖位置:肺位于胸腔,左右各一,在膈膜之上,上连气道,喉为门户,覆盖着其他脏腑,是五脏六腑中位置最高者,故称"____________",为五脏之长。

肺的形态结构:肺脏为白色分叶质地疏松含气的器官。其"虚如蜂巢""浮""熟而复沉"。故称为____________之脏(图 2-1,图 2-2)。

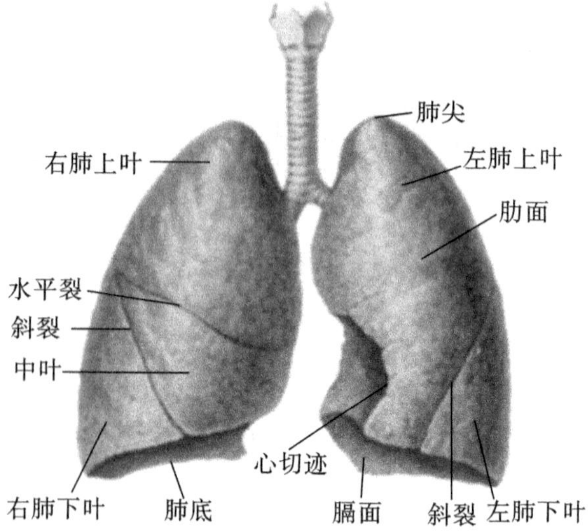

图 2-1　人体肺脏结构

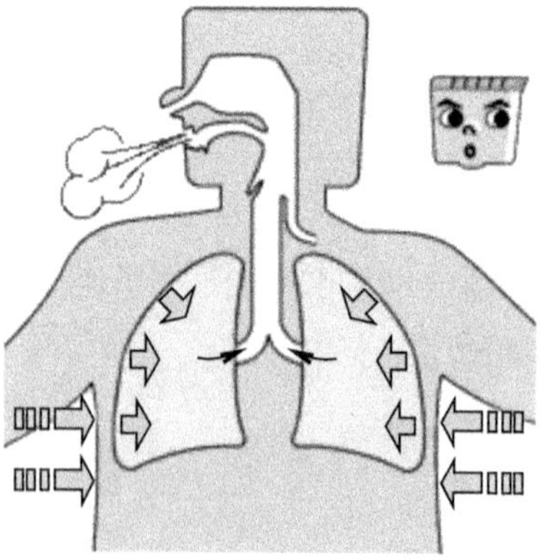

图 2-2　人体呼吸系统结构

2. 肺在体合______；开窍于______，其华在______；在液为______；在志为______；在五行属______。

3. 肺的生理功能是：__________、__________、__________。

4. 肺主__________是指肺通过呼吸运动，吸入自然界的清气，呼出体内的浊气，实现体内外气体交换的功能。

5. 肺主__________是指肺有主持、调节全身各脏腑之气的作用，即肺通过呼吸而参与气的生成和调节气机的作用。

6. 所谓__________，泛指气的运动，__________为其基本形式。

7. 肺主行水，是指肺的宣发和肃降对体内水液输布、运行和排泄的疏通和调节作用。由于肺为____________,其位最高,参与调节体内水液代谢,所以说“肺为____________”。

8. 肺主______是指肺气向上升宣和向外布散的功能。其气机运动表现为升与出。其生理作用主要体现在________________、________________、____________3 个方面。

9. 肺主______是指肺气清肃、下降的功能,其气机运动形式为降与入。其生理作用主要体现在____________、_____________、_____________3 个方面。

10. 风邪的致病特点如何?

11. 为什么说风为“百病之长”“六淫之首”?

知识链接

肺

一、肺的生理功能

1. 肺主气　肺主气是肺主呼吸之气和肺主一身之气的总称。“肺藏魄,属金,总摄一身之气”。人身之气均为肺所主,所以说:“诸气者,皆属于肺”“肺主一身之气”。肺主气,包括主呼吸之气和主一身之气两个方面。

(1)肺主呼吸之气　肺为体内外气体交换的场所。肺吸入自然界的清气,呼出体内的浊气,实现了体内外气体的交换。通过不断地呼浊吸清,吐故纳新,促进气的生成,调节着气的升降出入运动,从而保证了人体新陈代谢的正常进行。

总之,中医学认为,呼吸运动不仅靠肺来完成,还有赖于肾的协作。肺为气之主,肾为气之肺主呼,肾主纳,一呼一纳,一出一入,才能完成呼吸运动。肺司呼吸的功能正常,则气道通畅,呼吸调匀。若病邪犯肺,影响其呼吸功能,则出现胸咳嗽、喘促、呼吸不利等症状。

(2)肺主一身之气 肺主一身之气的生理功能具体体现在两个方面。

1)气的生成方面:肺参与一身之气的生成,特别是宗气的生成。人体通过呼吸运动,把自然界的清气吸入于肺,又通过胃肠的消化吸收功能,把食物变成水谷精气,由脾气升清,上输于肺。自然界的清气和水谷精气在肺内结合,积聚于胸中的上气海(上气海,指膻中,位于胸中两乳之间,为宗气汇聚发源之处),便称之为宗气。宗气上出喉咙,以促进肺的呼吸运动;贯通心脉,以行血气而布散全身,以温养各脏腑组织和维持它们的正常功能活动,在生命活动中占有重要地位,故起到主一身之气的作用。因此,肺呼吸功能健全与否,不仅影响宗气的生成,而且也影响全身之气的生成。

2)对全身气机的调节方面:所谓气机,泛指气的运动,升降出入为其基本形式。肺的呼吸运动,是气的升降出入运动的具体体现。肺有节律地一呼一吸,对全身之气的升降出入运动起着重要的调节作用。

肺主一身之气的功能正常,则各脏腑之气旺盛。反之,肺主一身之气的功能失常,会影响宗气的生成和全身之气的升降出入运动,表现为少气不足以息、声低气怯、肢倦乏力等气虚之候。

肺朝百脉的生理作用为助心行血。肺主气,心主血,全身的血和脉,均统属于心。心脏的搏动,是血液运行的基本动力。血的运行,又依赖于气的推动,随着气的升降而运行到全身。肺主一身之气,贯通百脉,调节全身的气机,故能协助心脏主持血液循行。所以,血液的运行,亦有赖于肺气的敷布和调节。“人之一身,皆气血之所循行,气非血不和,血非气不运。”(《医学真传·气血》)肺助心行血的作用,说明了肺与心在生理、病理上反映了气和血的密切关系。若肺气虚衰,不能助心行血,就会影响心主血脉的生理功能而出现血行障碍,如胸闷心悸、唇舌青紫等症状。

2. 肺主行水　人体内的水液代谢，是由肺、脾、肾，以及小肠、大肠、膀胱等脏腑共同完成的。肺主行水的生理功能，是通过肺气的宣发和肃降来实现的。肺气宣发，一是使水液迅速向上向外输布，布散到全身，外达皮毛，“若雾露之溉”以充养、润泽、护卫各个组织器官。二是使经肺代谢后的水液，即被身体利用后的废水和剩余水分，通过呼吸、皮肤毛孔蒸发而排出体外。肺气肃降，使体内代谢后的水液不断地下行到肾，经肾和膀胱的气化作用，生成尿液而排出体外，保持小便的通利。这就是肺在调节水液代谢中的作用，也就是肺的通调水道的生理功能。如果肺气宣降失常，失去行水的职能，水道不调，则可出现水液输布和排泄障碍，如痰饮、水肿等。

3. 肺主治节　治节，即治理调节。肺主治节是指肺辅助心脏治理调节全身气、血、津液及脏腑生理功能的作用。心为君主之官，为五脏六腑之大主。肺为相傅之官而主治节。“肺与心皆居膈上，位高近君，犹之宰辅。”心为君主，肺为辅相。人体各脏腑组织之所以依着一定的规律活动，有赖于肺协助心来治理和调节。故曰：“肺主气，气调则营卫脏腑无所不治。”因此称肺为“相傅之官”。

肺的治节作用主要体现在以下4个方面。

(1)肺主呼吸　肺的呼吸运动有节律地一呼一吸，呼浊吸清，对保证呼吸的调匀有着极为重要的作用。

(2)调节气机　肺主气，调节气的升降出入运动，使全身的气机调畅。

(3)助心行血　肺朝百脉，助心行血，辅助心脏，推动和调节全身血液的运行。“诸气者皆属于肺”，气行则血亦行。

(4)宣发肃降　肺的宣发和肃降，治理和调节津液的输布、运行和排泄。因此，肺主治节，实际上是对肺的主要生理功能的高度概括。

4. 肺主宣肃　宣谓宣发，即宣通和发散之意。肃谓肃降，清肃下降之意。肺禀清虚之体，性主于降，以清肃下降为顺。肺宜清而宣降，其体清虚，其用宣降。宣发与肃降为肺气机升降出入运动的具体表现形式。肺位居上，既宣且降又以下降为主，方为其常。肺气必须在清虚宣降的情况下能保持其主气、司呼吸、助心行血、通调水道等正常的生理功能。

(1)肺主宣发　肺主宣发是指肺气向上升宣和向外布散的功

能。其气机运动表现为升与出。其生理作用,主要体现在3个方面:一是通过肺的气化作用,将体内浊气呼出;二是通过肺气的推动作用,将脾转输的津液和水谷精微布散全身,外达皮毛;三是宣发卫气,将代谢后的津液化为汗液,排出体外。

(2)肺主肃降　肺主肃降是指肺气清肃、下降的功能,其气机运动形式为降与入。其生理作用,主要体现在3个方面:一是由于肺的下降作用,充分吸入自然界的清气;二是通过肺的下降作用将肺吸入的清气和脾转输的津液和水谷精微向下布散于其他脏腑;三是肃清肺和呼吸道内的异物,保持呼吸道的洁净。

肺气的宣发和肃降,是相反相成的矛盾运动。在生理情况下,相互依存和相互制约;在病理情况下,则又常常相互影响。所以,没有正常的宣发,就不能有很好的肃降;没有正常的肃降,也会影响正常的宣发。只有宣发和肃降正常,才能使气能出能入,气道畅通,呼吸调匀,保持人体内外气体的交换,才能使各个脏腑组织得到气、血、津液的营养灌溉,又免除水湿痰浊停留之患,才能使肺气不致耗散太过,从而始终保持清肃的正常状态。如果二者的功能失去协调,就会发生肺气失宣或肺失肃降的病变。前者以咳嗽为其特征,后者以喘促气逆为其特征。

二、肺的生理特性

1. 肺为华盖。

2. 肺为娇脏。

3. 肺气与秋气相应。

三、风邪性质及其致病特点

1. 自然特性　风具有轻扬开泄,善动不居的特性,为春季的主气,因风为木气而通于肝,故又称春季为风木当令的季节。风虽为春季的主气,但终岁常在,四时皆有。故风邪引起的疾病虽以春季为多,但不限于春季,其他季节均可发生。

2. 风邪的性质和致病特征　风性轻扬,善行数变,风胜则动,为百病之长,这是风邪的基本特点。

(1)轻扬开泄　风为阳邪,其性轻扬升散,具有升发、向上、向外的特性。所以风邪致病,易于伤人上部,易犯肌表、腰部等阳位。肺为五脏六腑之华盖,伤于肺则肺气不宣,故现鼻塞流涕、咽痒咳嗽等。风邪上扰头面,则出现头晕头痛、头项强痛、面肌麻痹、口眼歪斜等。风邪客于肌表,可见怕风、发热等表证。因其性开泄,具有疏通、透泄之性,故风邪侵袭肌表,使肌腠疏松,汗孔开张,而出现汗出、恶风等症状。

(2)善行数变　风善动不居,易行而无定处。“善行”是指风邪具有易行而无定处的性质,故其致病有病位游移,行无定处的特性。如风疹、荨麻疹之发无定处,此起彼伏;行痹(风痹)之四肢关节游走性疼痛等,均属风气盛的表现。“数变”是指风邪致病具有变化无常和发病急骤的特性。如风疹、荨麻疹之时隐时现,癫痫、中风之猝然昏倒、不省人事等。因其兼挟风邪,所以才表现为发病急,变化快。总之,以风邪为先导的疾病无论是外感还是内伤,一般都具有发病急、变化多、传变快等特征。

(3)风性主动　“风性主动”是指风邪致病具有动摇不定的特征。常表现为眩晕、震颤、四肢抽搐、角弓反张、直视上吊等症状,故称“风胜则动”。如外感热病中的“热极生风”,内伤杂病中的“肝阳化风”或“血虚生风”等证,均有风邪动摇的表现。

(4)风为百病之长　风邪是外感病因的先导,寒、湿、燥、热等邪,往往都依附于风而侵袭人体。如,与寒合为风寒之邪,与热合为风热之邪,与湿合为风湿之邪,与暑合则为暑风,与燥合则为风燥,与火合则为风火等。所以,临床上风邪为患较多,又易与六淫诸邪相合而为病。故称风为百病之长,六淫之首。

风与肝相应。风为木气,通于肝。外感风邪可导致胃脘痛、腹胀、肠鸣、呕吐、泄泻等。这是风邪伤肝,木盛克土所致。

二、收集中医诊断相关知识

1. 望神的内容包括______、______、______,此外神气不足、神志异常等也应属于望神的内容。

2. ______又称______,是精充气足神旺的表现;在病中,则虽病而正气未伤,是病轻的表现,预后______。其表现是:神志清楚,语言清晰,面色荣润含蓄,表情丰富自然;目光明亮,精彩内含;反应灵敏,动作灵活,体态自如;呼吸平稳,肌肉不削。

3. ______又称______,是精损气亏神衰的表现。病至此,已属重笃,预后

______。其表现是：精神萎靡，言语不清，或神昏谵语，循衣摸床，撮空理线，或猝倒而目闭口开；面色晦暗，表情淡漠或呆板；目暗睛迷，眼神呆滞；反应迟钝，动作失灵，强迫体位；呼吸气微或喘；周身大肉已脱。

4. ______是垂危患者出现的精神暂时好转的假象，是临科的预兆，并非佳兆。其表现是：久病重病之人，本已失神，但突然精神转佳，目光转亮，言语不休，想见亲人；或病至语声低微断续，忽而响亮起来；或原来面色晦暗，突然颧赤如妆；或本来毫无食欲，忽然食欲增强。

5. 正常人的面色为____________________。

6. 病色是指人体在疾病状态时的面部颜色与光泽，可以认为除常色之外，其他一切反常的颜色都属病色。病色有______、______、______、______、______5 种。

7. 观察图 2-3 所示的病色（青色），青色主______、______、______、______、肝病。

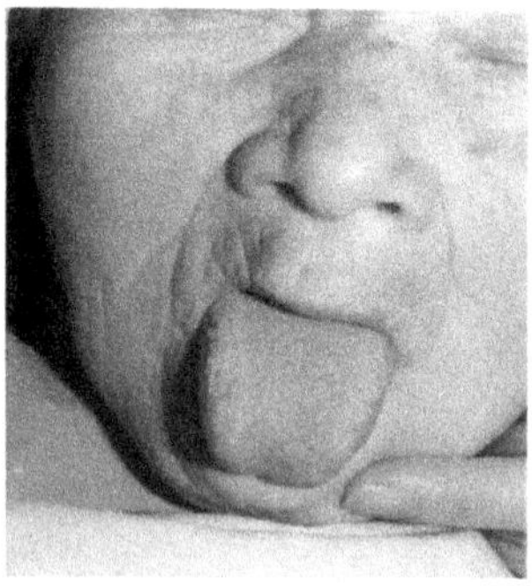

图 2-3 患者舌色辨识

8. 问寒热包括哪些内容？

9. 正常人的脉象为____。

10. ______脉的脉象为轻取即得，重按稍减而不空，举之泛泛而有余，如水上漂木；主病为______、______。

11. ______脉的脉象为轻取不应，重按乃得，如石沉水底；主病为______。

12. 观察图 2-4，指出各部分所指代的脏腑器官。

编号 1 的部位为______，所代表的脏腑器官为________。
编号 2 的部位为______，所代表的脏腑器官为________。
编号 3 的部位为______，所代表的脏腑器官为________。

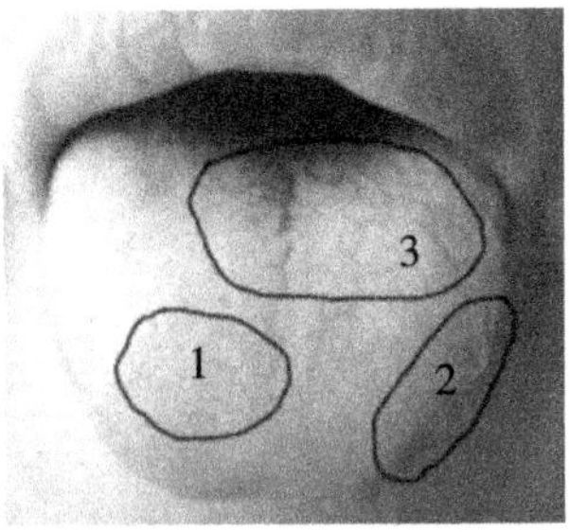

图 2-4　舌诊脏腑部位分属

知识链接

整体望诊

整体望诊是通过观察全身的神、色、形、态变化来了解疾病情况。

一、望神

望神就是观察人体生命活动的外在表现，即观察人的精神状态和功能状态。

神是生命活动的总称，其概念有广义和狭义之分：广义的神，是指整个人体生命活动的外在表现，可以说神就是生命；狭义的神，乃指人的精神活动，可以说神就是精神。望神应包括这两方面的内容。

神是以精气为物质基础的一种功能，是五脏所生之外荣。望神可以了解五脏精气的盛衰和病情轻重与预后。望神应重点观察患者的精神、意识、面部表情、形体动作、反应能力等，尤应重视眼神的变化。望神的内容包括得神、失神、假神，此外神气不足、神志异常等也应属于望神的内容。

1. 得神。

2. 失神。

3. 假神：假神与病情好转的区别在于假神的出现比较突然，其"好转"与整个病情不相符，只是局部的和暂时的。由无神转为有神，是整个病情的好转，有一个逐渐变化的过程。

假神之所以出现，是由于精气衰竭已极，阴不敛阳，阳虚无所依附而外越，以致暴露出一时“好转”的假象。这是阴阳即将离绝的危候，古人比作“残灯复明”“回光返照”。

4. 神气不足：神气不足是轻度失神的表现，与失神状态只是程度上的区别。它介于有神和无神之间，常见于虚证患者，所以更为多见。

神气不足的临床表现：精神不振，健忘困倦，声低懒言，怠惰乏力，动作迟缓等。多属心脾两亏或肾阳不足。

5. 神志异常：神志异常也是失神的一种表现，但与精气衰竭的失神则有本质上的不同。一般包括烦躁不安，以及癫、狂、痫等。这些都是由特殊的病机和发病规律所决定的，其失神表现并不一定意味着病情的严重性。

烦躁不安，即指心中烦热不安，手足躁扰不宁的症状。烦与躁不同，烦为自觉症状，如烦恼，躁为他觉症状，如躁狂、躁动等。多与心经有火有关。可见于邪热内郁、痰火扰心、阴虚火旺等证。

癫病表现为淡漠寡言，闷闷不乐，精神痴呆，喃喃自语，或哭笑无常，多由痰气郁结，阻蔽神明所致，亦有神不守舍，心脾两虚者。

狂病多表现为疯狂怒骂，打人毁物，妄行不休，少卧不饥，甚则登高而歌，弃衣而走。多因肝郁化火，痰火上扰神明所致。

痫病表现为突然昏倒，口吐涎沫，四肢抽搐，醒后如常。多由肝风挟痰，上窜蒙蔽清窍，或属痰火扰心，引动肝风。

二、望色

望色就是医者观察患者面部颜色与光泽的一种望诊方法。颜色就是色调变化，光泽则是明度变化。古人把颜色分为5种，即青、赤、黄、白、黑，称为五色诊。五色诊的部位既有面部，又包括全身，所以面部五色诊和全身五色诊称望色，但由于五色的变化，在面部表现最明显，因此，常以望面色来阐述五色诊的内容。

望面色要注意识别常色与病色。

1. 常色　常色是人在正常生理状态时的面部色泽。常色又有主色、客色之分。

2. 病色　病色是指人体在疾病状态时的面部颜色与光泽，可以认为除上述常色之外，其他一切反常的颜色都属病色。病色有青、黄、赤、白、黑5种。现将五色主病分述如下。

(1)青色　主寒证、痛证、瘀血证、惊风证、肝病。

青色为经脉阻滞，气血不通之象。寒主收引主凝滞，寒盛而留于血脉，则气滞血瘀，故面色发青。经脉气血不通，不通则痛，故痛也可见青色。肝病气机失于疏泄，气滞血瘀，也常见青色。肝病血不养筋，则肝风内动，故惊风(或欲作惊风)，其色亦青。

如面色青黑或苍白淡青，多属阴寒内盛；面色青灰，口唇青紫，多属心血瘀阻，血行不畅；小儿高热，面色青紫，以鼻柱、两眉间及口唇四周明显，是惊风先兆。

(2)黄色　主湿证、虚证。

黄色是脾虚湿蕴表现。因脾主运化，若脾失健运，水湿不化；或脾虚失运，水谷精微不得化生气血，致使肌肤失于充养，则见黄色。

如面色淡黄憔悴称为萎黄，多属脾胃气虚，营血不能上荣于面部所致；面色发黄而且虚浮，称为黄胖，多属脾虚失运，湿邪内停所致；黄而鲜明如橘皮色者，属阳黄，为湿热熏蒸所致；黄而晦暗如烟熏者，属阴黄，为寒湿郁阻所致。

(3)赤色　主热证。

气血得热则行，热盛而血脉充盈，血色上荣，故面色赤红。

热证有虚实之别。实热证，满面通红；虚热证，仅两颧嫩红。此外，若在病情危重之时，面红如妆者，多为戴阳证，是精气衰竭，阴不敛阳，虚阳上越所致。

(4)白色　主虚寒证、血虚证。

白色为气血虚弱不能荣养机体的表现。阳气不足，气血运行无力，或耗气失血，致使气血不充，血脉空虚，均可呈现白色。

如面色㿠白而虚浮，多为阳气不足；面色淡白而消瘦，多属营血亏损；面色苍白，多属阳气虚脱，或失血过多。

(5)黑色　主肾虚证、水饮证、寒证、痛证及瘀血证。

黑为阴寒水盛之色。由于肾阳虚衰，水饮不化，气化不行，阴寒内盛，血失温养，经脉拘急，气血不畅，面色黧黑。

面黑而焦干，多为肾精久耗，虚火灼阴，眼眶周围色黑，多见于肾虚水泛的水饮证；面色青黑，且剧痛者，多为寒凝瘀阻。

三、望形体

望形体即望人体的宏观外貌，包括身体的强弱胖瘦，体型特征、躯干四肢、皮肉筋骨等。人的形体组织内合五脏,故望形体可以测知内脏精气的盛衰。内盛则外强,内衰则外弱。

四、望姿态

正常的姿态是舒适自然,运动自如,反应灵敏,行、住、坐、卧各随所愿,皆得其中。在疾病中,由于阴阳气血的盛衰,姿态也随之出现异常变化,不同的疾病产生不同的病态。望姿态,主要是观察患者的动静姿态、异常动作及与疾病有关的体位变化。如患者睑、面、唇、指(趾)不时颤动,在外感病中,多是发痉的预兆;在内伤杂病中,多是血虚阴亏,经脉失养。

三、收集感冒相关知识

阅读知识链接、查阅相关资料并回答下列问题。

1. 什么是感冒?

2. 感冒的病因有哪些? 病机如何?

3. 感冒的辨证要点有哪些?

4. 请同学们填写表2-2。

表2-2　感冒的临床表现

项目	望诊	闻诊	问诊	切诊(脉象)
风寒感冒				
风热感冒				
暑湿感冒				

知识链接

肺系病证

常见的肺系病证有感冒、咳嗽、哮病、喘证、肺胀、肺痈、肺痨等。现以感冒为例。

感冒是感受触冒风邪或时行病毒，引起肺卫功能失调，出现鼻塞、流涕、喷嚏、头痛、恶寒、发热、全身不适等主要临床表现的一种外感疾病。感冒又有伤风、冒风、伤寒、冒寒、重伤风等名称。

感冒有普通感冒与时行感冒之分，中医感冒与西医感冒基本相同，普通感冒相当于西医的普通感冒、上呼吸道感染，时行感冒相当于西医的流行性感冒，故西医感冒可参考本节辨证论治。

【病因病机】

1. 六淫病邪　风寒暑湿燥火均可为感冒的病因，因风为六气之首，“百病之长”，故风为感冒的主因。六淫侵袭有当令之时气和非时之气。由于气候突变，温差增大，感受当令之气，如春季受风，夏季受热，秋季受燥，冬季受寒等病邪而感冒；再就是气候反常，春应温而反寒，夏应热而反凉，秋应凉而反热，冬应寒而反温，人感“非时之气”而病感冒。

六淫之间可单独致感冒，但常常是互相兼夹为病，以风邪为首，冬季夹寒，春季夹热，夏季夹暑湿，秋季夹燥，梅雨季节夹湿邪等。由于临床上以冬、春两季发病率较高，故而以夹寒、夹热为多见而成风寒、风热之证。

2. 时行病毒　时行者指与岁时有关，每2～3年一小流行，每10年左右一大流行的邪气；病毒是指一种为害甚烈的异气，或称疫疠之气，具有较强传染性的邪气。《诸病源候论·时气病诸候》：“因岁时不和，温凉失节，人感乖戾之气而生病者，多相染易。”即指时行病毒之邪。人感时行病毒而病感冒则为时行感冒。

六淫病邪或时行病毒能够侵袭人体引起感冒，除因邪气特别盛外，总是与人体的正气失调有关。或是由于正气素虚，或是素有肺系疾病，不能调节肺卫而感受外邪。即使体质素健，若因生活起居不慎，如疲劳、饥饿而机体功能状态下降，或因汗出衣裹冷湿，或餐凉露宿，冒风沐雨，或气候变化时未及时加减衣服等，正气失调，腠理不密，邪气得以乘虚而入。

因此，感冒是否发生决定于正气与邪气两方面的因素，一是正气能否御邪，有人常年不易感冒，即是正气较强常能御邪之故，有人一年多次感冒，即是正气较虚不能御邪之故，“邪之所凑，其气必虚”，提示了正气不足或卫气功能状态暂时低下是感冒的决定因素；二是邪气能否战胜正气，即感邪的轻重，邪气轻微不足以胜正则不病感冒，邪气盛如严寒、时行病毒，邪能胜正则亦病感冒，所以邪气是感冒的重要因素。

以风为首的六淫病邪或时邪病毒，侵袭人体的途径或从口鼻而入，或从皮毛而入。因风性轻扬，《素问·太阴阳明论》说“伤于风者上先受之”，肺为脏腑之华盖，其位最高，开窍于鼻，职司呼吸，外主皮毛，其性娇气，不耐邪侵，故外邪从口鼻、皮毛入侵，肺卫首当其冲。感冒的病位在肺卫，其基本病机是外邪影响肺卫功能失调，导致卫表不和，肺失宣肃，尤以卫表不和为主要方面。卫表不和，故见恶寒、发热、头痛、身痛、全身不适等症状；肺失宣肃，故见鼻塞、流涕、喷嚏、喉痒、咽痛等症。

由于四时六气不同，人体素质的差异，在临床上有风寒、风热和暑热等的不同证候，在病程中还可见寒与热的转化或错杂。感受时行病毒者，病邪从表入里，传变迅速，病情急且重。

【临床表现】

感冒起病较急，骤然发病，无潜伏期（或潜伏期极短）。病程短，少者3～5 d，多者7～8 d。以肺卫症状为主症，如鼻塞、流涕、喷嚏、咳嗽、恶寒、发热、全身不适等。症状表现呈多样化，以鼻咽部痒、干燥、不适为早期症状，继则喷嚏、鼻塞、鼻涕或疲乏、全身不适等，轻则上犯肺窍，症状不重，易于痊愈；重则高热、咳嗽、胸痛，呈现肺卫证候。

时行感冒起病急，全身症状较重，高热，体温可达39～40 ℃，全身酸痛，待热退之后，鼻塞、流涕、咽痛、干咳等肺系症状始为明显。重者高热不退，喘促气急，唇甲青紫，甚则咯血，部分患者出现神昏谵妄，小儿可发生惊厥，出现传变。

【诊断】

1. 根据气候突然变化，有伤风受凉，淋雨冒风的经过，或时行感冒正流行之际。

2. 起病较急，病程较短，病程3～7 d，普通感冒一般不传变。

3. 典型的肺卫症状，初起鼻咽部痒而不适，鼻塞、流涕、喷嚏、语声重浊或声嘶、恶风、恶寒、头痛等。继而发热、咳嗽、咽痛、肢节酸重不适等。部分患者病及脾胃，而兼有胸闷、恶心、呕吐、食欲减退、大便稀溏等症。

时行感冒呈流行性发病，多人同时发病，迅速蔓延。起病急，全身症状显著，如高热、头痛、周身酸痛、疲乏无力等，而肺系症状较轻。

4. 四季皆有，以冬春季为多见。

【辨证论治】

1. 辨证要点

（1）辨风寒感冒与风热感冒　感冒常以风夹寒、夹热而发病，因此临床上应首先分清风寒、风热两证。二者均有恶寒、发热、鼻塞、流涕、头身疼痛等症，但风寒证恶寒重发热轻，无汗，鼻流清涕，口不渴，舌苔薄白，脉浮或浮紧；风热证发热重恶寒轻，有汗，鼻流浊涕，口渴，舌苔薄黄，脉浮数。

（2）辨普通感冒与时行感冒　普通感冒呈散发性发病，肺卫症状明显,但病情较轻,全身症状不重,少有传变;时行感冒呈流行性发病,传染性强,肺系症状较轻而全身症状显著,症状较重,且可以发生传变,入里化热,合并他病。

(3)辨常人感冒与虚人感冒　普通人感冒后,症状较明显,但易康复。平素体虚之人感冒之后,缠绵不已,经久不愈或反复感冒。在临床上还应区分是气虚还是阴虚。气虚感冒者,兼有倦怠乏力,气短懒言,身痛无汗,或恶寒甚,咳嗽无力,脉浮弱等症。阴虚感冒者,兼有身微热,手足心发热,心烦口干,少汗,干咳少痰,舌红,脉细数。

2. 治疗原则

(1)解表达邪　感冒由外邪客于肌表引起,应遵循《素问·阴阳应象大论》"其在皮者,汗而发之"之意,采用辛散解表的法则,祛除外邪,邪去则正安,感冒亦愈。解表之法应根据所感外邪寒热暑湿的不同,而分别选用辛温、辛凉、清暑解表法。时行感冒的病邪以时行病毒为主,解表达邪又很重视清热解毒。

(2)宣通肺气　感冒的病机之一是肺失宣肃,因此宣通肺气有助于使肺的宣肃功能恢复正常,肺主皮毛,宣肺又能协助解表,宣肺与解表相互联系,又协同发挥作用。

(3)照顾兼证　虚人感冒应扶正祛邪,不可专事发散,以免过汗伤正。病邪累及胃肠者,又应辅以化湿、和胃、理气等法治疗,照顾其兼证。

3. 分证论治

(1)风寒感冒

症状:恶寒重,发热轻,无汗,头痛,肢节酸疼,鼻塞声重,时流清涕,喉痒,咳嗽,痰稀薄色白,舌苔薄白,脉浮或浮紧。

治法:辛温解表,宣肺散寒。

方药:荆防败毒散。

(2)风热感冒

症状:发热,微恶风寒,或有汗,鼻塞喷嚏,流稠涕,头痛,咽喉疼痛,咳嗽痰稠,舌苔薄黄,脉浮数。

治法:辛凉解表,宣肺清热。

方药:银翘散。

(3)暑湿感冒

症状:发生于夏季,面垢身热汗出,但汗出不畅,身热不扬,身重倦怠,头昏重痛,或有鼻塞流涕,咳嗽痰黄,胸闷欲呕,小便短赤,舌苔黄腻,脉濡数。

治法:清暑祛湿解表。

方药:新加香薷饮。

(4)体虚感冒　年老或体质素虚,或病后、产后体弱,气虚阴亏,卫外不固,容易反复感冒,或感冒后缠绵不愈,其证治与常人感冒不同。

气虚感冒:素体气虚者易反复感冒,感冒则恶寒较重,或发热,热势不高,鼻塞流涕,头痛,汗出,倦怠乏力,气短,咳嗽咯痰无力,舌质淡苔薄白,脉浮无力。治法为益气解表,方用参苏饮加减。药物以人参、茯苓、甘草益气以祛邪;紫苏叶、葛根疏风解表;半夏、陈皮、桔梗、前胡宣肺理气、化痰止咳;木香、枳壳理气调中;姜、枣调和营卫。表虚自汗者,加黄芪、白术、防风益气固表;气虚甚而表证轻者,可用补中益气汤益气解表。凡气虚易于感冒者,可常服玉屏风散,增强固表卫外功能,以防感冒。

阴虚感冒:阴虚津亏,感受外邪,津液不能作汗外出,微恶风寒,少汗,身热,手足心热,头晕、心烦,口干,干咳少痰,鼻塞流涕,舌红少苔,脉细数。治法为滋阴解表,方用葳蕤汤加减。方中以白薇清热和阴;玉竹滋阴助汗;葱白、薄荷、桔梗、豆豉疏表散风;甘草、大枣甘润和中。阴伤明显,口渴心烦者,加沙参、麦冬、黄连、天花粉清润生津除烦。

【转归预后】

风寒感冒,寒热不退,邪气可化热而见口干欲饮、痰转黄稠、咽痛等症状。反复感冒,引起正气耗散,可由实转虚;或在素体亏虚的基础上反复感邪,以致正气愈亏,而成本虚标实之证。感冒未及时控制亦有转化为咳嗽、心悸、水肿等其他疾病者。

一般而言,感冒的预后良好,但对老年、婴幼、体弱患者及时行感冒之重症者,可以诱发其他宿疾而使病情恶化甚至出现严重的后果。

【预防与调摄】

加强体育锻炼,增强机体适应气候变化的调节能力,在气候变化时适时增减衣服,注意防寒保暖,慎接触感冒患者以免时邪入侵等,对感冒的预防有重要作用。尤其是时行感冒的流行季节,预防服药一般可使感冒的发病率大为降低。主要药物有贯众、大青叶、板蓝根、鸭跖草、藿香、佩兰、薄荷、荆芥等。不过随着季节的变化,预防感冒的药物亦有所区别。如冬春季用贯众、紫苏、荆芥;夏季用藿香、佩兰、薄荷;时邪毒盛,流行广泛用板蓝根、大青叶、菊花、金银花等。葱、大蒜、食醋亦有预防作用。

感冒患者应适当休息,多饮水,饮食以素食流质为宜,慎食油腻难消化之物。卧室空气应流通,但不可直接吹风。药物煎煮时间宜短,取其气全以保留芳香挥发有效物质,无汗者宜服药后进热粥或覆被以促汗解表,汗后及时换干燥洁净衣服以免再次受邪。

活动三　制定方案:制定感冒的辨证及用药指导方案

学习目标

通过该活动,学生能够制定出正确方案,增强团队合作和主动解决问题的能力。

建议课时

4 课时。

活动过程

本活动通过三步完成:第一步收集常用的治疗原则及治疗方法,第二步选择感冒的常用治法,第三步确定情景案例中患者的证型及治法。

活动内容

一、收集常用的治疗原则及治疗方法

查阅资料,回答下列问题。

1. 解表法是通过发汗,开泄腠理,逐邪外出的一种治法,又称________。解表法广泛适用于________的病证。其适用范围如下。

(1)解表通过开泄腠理,可以祛除表邪,________。因表证有表寒、表热之分,所以汗法又有________、________之别。

(2)透疹通过发散,可以透发疹毒,故麻疹初期,疹未透发或透发不畅,均可用汗法,使疹毒随汗出而透发于外。透疹之汗法,宜________,忌________。

(3)祛湿通过发汗,可________,故外感风寒而兼有湿邪者,以及风湿痹证,均可酌用汗法。

(4)消肿通过宣发散邪,可________而消肿,此即________以消肿,故汗法可以用于水肿实证而兼有________者。

2. 解表法的注意事项有以下几点。

(1)凡剧烈吐下之后,以及淋家、疮家、亡血家等,原则上都在________之列。

(2)发汗应以________为度,不宜过量,以防汗出过多,伤阴耗阳。

(3)发汗应因时、因地、因人制宜。暑天发热,汗之宜轻,冬令寒冷,汗之宜重;西北严寒地区,用量可以稍重,东南温热地区,药量就应稍轻;体虚者,汗之宜缓,体实者,汗之可峻。

(4)表证兼有其他病证,汗法又当配用其他治法。兼气滞者,当________解表;兼痰饮者,当________解表;兼气虚者,当________解表;兼阳虚者,当________解表;兼血虚者,当________解表;兼阴虚者,当________解表。

3. 清热法,是运用具有清热作用的寒凉药物,以治疗________病证的一种治法,又称________。清热法广泛应用于________所引起的各种病证。其适用范围如下。

(1)清气分热适宜于________,里热渐盛,出现发热,不恶寒而恶热,汗出,口渴,烦躁,苔黄,脉洪大或数的证候。

(2)清营凉血适用于________,神昏谵语,或热入血分,见舌红绛,脉数,吐血、衄血、发斑等症。

(3)清热解毒适用于________诸证,如瘟疫、温毒及火毒内痈等。

(4)清脏腑热适用于邪热偏盛于某一脏腑,或某一脏腑的功能偏亢而发生各种不同的里热证候。

4. 清热法的注意事项有以下几点。

(1)注意寒热真假。阴盛格阳的________证,命门火衰的虚阳上越证,均不可用清热法。

(2)表邪未解,阳气被郁而发热者________;体质素虚,脏腑虚寒者________;因气虚而引起虚热者________。

(3)由于热必伤阴,进而耗气,因此尚须注意清法与________、________等法配合应用。一般苦寒清热药多性燥,易伤阴液,不宜久用。

(4)如热邪炽盛,服清热药,入口即吐者,可于清热剂中少佐辛温之________,或凉药热服,是反佐之法。

二、选择感冒的常用治法

查阅资料，结合知识链接，回答下列问题。

1. 风寒感冒的治法为________________________________。
2. 风热感冒的治法为________________________________。
3. 暑湿感冒的治法为________________________________。
4. 体虚感冒的治法为________________________________。

三、确定情景案例中患者的证型及治法

查阅相关资料，结合知识链接，写出情景案例中患者感冒的证型及治法（表2-3）。

表2-3　感冒的证型及治法

证型	
诊断依据	
治疗方法	
注意事项	

知识链接

治　则

治则是用以指导治疗方法的总则，而治法是在治则指导下制订

的治疗疾病的具体方法，它从属于一定的治疗原则。例如，各种疾病从邪正关系来说，不外乎邪正斗争、消长、盛衰的变化。因此，在治疗上，扶正祛邪就成为治疗的基本原则。在这一总的原则指导下，根据具体情况所采取的益气、养血、滋阴、补阳等方法就是扶正的具体方法，而发汗、吐下等方法则是祛邪的具体方法。

活动四　实施：对感冒患者进行用药指导

学习目标

通过该活动，学生能够对感冒患者进行用药指导。

建议课时

4 课时。

活动过程

本活动通过两步完成：第一步中药性能知识的应用，第二步对该证型的感冒患者进行用药指导。

活动内容

一、中药性能知识的应用

查阅相关资料，回答以下问题。

1. 简述中药四气的应用。

2. 五味中，辛味中药的作用有哪些？

3. 简述确定五味的主要依据。

4. 简述归经的含义及应用。

二、感冒患者的用药指导

以小组为单位，根据所制定的方案，对该患者进行用药指导。
1. 请演示对情景案例中的患者进行辨证的过程。

2. 结合辨证结果，请对该患者进行用药指导。

活动五　总结与拓展：总结感冒的中医药知识及拓展相关任务

学习目标

通过该活动，能够完成同类任务，学生初步形成爱岗敬业的态度和社会责任感。

建议课时

4 课时。

活动过程

本活动通过四步完成：第一步总结常见感冒的检索资源，第二步总结感冒的相关内容，第三步任务拓展，第四步完成对本学习任务的评价。

活动内容

一、常见感冒的检索资源

1. 常见记载感冒方剂的书籍有__________、__________、__________。
2. 推荐相应的网站：______________、______________、______________。

二、总结感冒的相关内容

1. 感冒的证型有哪些？其症状是什么？

2. 感冒常见的预防与调摄方法有哪些?

3. 感冒的饮食禁忌有哪些?

三、任务拓展

你在某大型连锁药店工作期间接待了患者张某,经过问询,患者张某的情况如下:

张某,女,40 岁,工人,初诊。1 个月前因与家人争吵后出现咳嗽,呈阵发性,咳时面红,痰少质黏难咯,咳时痛引两胁,口干苦。1 个多月来自服各种止咳化痰药物,症状未见好转。T 36.5 ℃,P 92 次/min,BP 130/70 mmHg,神清,精神欠佳,咽部充血,双侧扁桃体不肿大,双肺呼吸音清,心率 92 次/min,律齐,无杂音,舌红,苔薄黄,少津,脉弦数。血常规:WBC 6.7×10^9/L,N 70%;胸片:双下肺纹理增粗。平素性情抑郁,喜太息。既往有慢性支气管炎病史 2 年。

请你结合患者张某的临床表现完成下列任务:

1. 对患者张某进行中医辨证。
2. 对患者张某进行用药指导。

四、评价

综合素质评价见表 2-4。

表 2-4　综合素质评价

<table>
<tr><th>项次</th><th colspan="2">项目要求</th><th>配分</th><th>评分细则</th><th>自评得分</th><th>小组评价</th><th>教师评价</th></tr>
<tr><td rowspan="10">1. 职业素养（40 分）</td><td rowspan="4">纪律情况（15 分）</td><td>按时到岗，不早退</td><td>5</td><td>违反规定，每次扣 5 分</td><td></td><td></td><td rowspan="4"></td></tr>
<tr><td>积极思考，回答问题</td><td>5</td><td>根据上课统计情况得 1 ~ 5 分</td><td></td><td></td></tr>
<tr><td>三有一无（有本、笔、书，无手机）</td><td>5</td><td>违反规定每项扣 3 分</td><td></td><td></td></tr>
<tr><td>执行教师命令</td><td>0</td><td>此为否定项，违规酌情扣 10 ~ 100 分，违反校规按校规处理</td><td></td><td></td></tr>
<tr><td rowspan="3">职业道德（10 分）</td><td>能与他人合作</td><td>3</td><td>不符合要求不得分</td><td></td><td></td><td rowspan="3"></td></tr>
<tr><td>主动帮助同学</td><td>3</td><td>主动帮助同学得 3 分，被动帮助同学得 1 分</td><td></td><td></td></tr>
<tr><td>追求完美</td><td>4</td><td>对工作精益求精且效果明显得 4 分，对工作认真得 3 分，其余不得分</td><td></td><td></td></tr>
<tr><td rowspan="2">5S（10 分）</td><td>桌面、地面整洁</td><td>5</td><td>自己的工位桌面、地面整洁无杂物得 5 分，不合格不得分</td><td></td><td></td><td rowspan="2"></td></tr>
<tr><td>物品定置管理</td><td>5</td><td>按定置要求放置得 5 分，其余不得分</td><td></td><td></td></tr>
<tr><td colspan="2">快速阅读能力（5 分）</td><td>5</td><td>能快速准确明确任务要求并清晰表达得 5 分，能主动沟通在指导后达标得 3 分，其余不得分</td><td></td><td></td><td></td></tr>
<tr><td rowspan="3">2. 职业能力（40 分）</td><td colspan="2">感冒辨证要点（10 分）</td><td>10</td><td>能全部掌握得 10 分，部分掌握得 3 ~ 7 分，不清楚不得分</td><td></td><td></td><td></td></tr>
<tr><td>查询常用感冒用药（20 分）</td><td>常用感冒用药</td><td>20</td><td>能全部掌握得 20 分，部分掌握得 5 ~ 15 分，不清楚不得分</td><td></td><td></td><td></td></tr>
<tr><td>任务拓展（10 分）</td><td>能按感冒的用药指导方案进行相关疾病方案设计及制作</td><td>10</td><td>能进行完整的方案设计得 10 分，设计不完整得 3 ~ 7 分，不实施不得分</td><td></td><td></td><td></td></tr>
</table>

续表 2-4

项次	项目要求		配分	评分细则	自评得分	小组评价	教师评价
3. 工作页完成情况(20 分)	按时完成工作页(20 分)	及时提交	5	按时提交得 5 分,迟交不得分			
		内容完成程度	5	按完成情况分别得 1 ~5 分			
		回答准确率	5	视准确率情况分别得 1 ~5 分			
		有独到的见解	5	视见解程度分别得 1 ~5 分			
总分							
加权平均(自评 20%,小组评价 30%,教师 50%)							
教师评价签字:				组长签字:			
请你根据以上打分情况,对本任务中的工作和学习状态进行总体评述(从职业素养的自我提升方面、职业能力的提升方面进行评述,分析自己的不足之处,描述对不足之处的改进措施):							
教师指导意见:							

任务三 头痛的中医药认知

任务书

【情景案例】

你在某大型连锁药店工作期间接待了患者张某，经过询问，患者张某的情况如下：

张某，女，40 岁，湖南长沙人，已婚，农民，初诊。患者因长期操持繁重的家务和农活，于 3 年前起每日劳累即觉头顶及枕部疼痛，多呈空痛、隐痛，每次发作持续 1 d，经卧床休息或充足睡眠后头痛缓解。曾在某卫生所予阿胶补血冲剂治疗 1 个月，头痛发作次数明显减少。近日因劳累头痛复发。现症见：头痛而晕，神疲乏力，心慌气短，遇劳则发，动则汗出，失眠多梦，口淡无味，纳谷不香，面色萎黄，月经量少色淡，大便稀溏，小便尚可。否认高血压及头部外伤史。BP 90/60 mmHg（1 mmHg≈0.133 kPa），营养不良，慢性病容，面色萎黄，双肺无干、湿啰音，心率 82 次/min，律齐，无杂音。舌质淡，苔薄白，脉沉细而弱。经颅多普勒超声检查：双侧大脑后动脉血流速度增快；血常规正常；头部 CT 正常。

请你结合患者张某的临床表现完成下列任务：

1. 对患者张某进行中医辨证。
2. 对患者张某进行用药指导。

学习目标

1. 能够对头痛患者进行辨证分型。
2. 能够对头痛患者进行用药指导。

3. 能对经络肢体病证和心系病证有初步认知。
4. 灵活使用各种工具查阅资料，有团队合作精神和主动解决问题的能力。
5. 形成爱岗敬业的态度和社会责任感。

建议课时

24 课时。活动名称及课时分配见表 3-1。

表 3-1 活动名称及课时分配

活动序号	活动名称	课时安排	备注
1	获取任务	2	
2	资料收集	12	
3	制定方案	2	
4	实施	4	
5	总结与拓展	4	

活动一　获取任务：识读头痛患者案例

学习目标

通过该活动，学生能够正确识读任务书。

建议课时

2 课时。

活动过程

本活动通过两步完成：第一步找出任务书中的关键词，第二步正确识读任务书。

活动内容

通过识读任务书，完成下列问题。

1. 请同学们用红笔画出情景案例中的关键词，并把关键词写在下面横线上。

____

____

____

2. 请同学们查阅资料完成下列内容。

上述患者的主诉是______________________________。

引起发病的病因是______________________________。

诱因是______________________________。

案例中 BP 是指______，正常值为____________。

正常人的脉象为______________________________。

活动二 资料收集:收集头痛相关的中医学知识

学习目标

通过该活动,学生能正确对头痛患者进行辨证分型。

建议课时

12 课时。

活动过程

本活动通过三步完成:第一步收集中医基础相关知识,第二步收集中医诊断相关知识,第三步收集头痛相关知识。

活动内容

一、收集中医基础相关知识

阅读知识链接、查阅相关资料回答下列问题。

1. 经络的基本生理功能是什么?

2. 手三阴经包括______________、____________________、______________。请演示各自的循行部位。

3. 手三阳经包括______________、____________________、______________。请演示各自的循行部位。

4. 足三阴经包括__________、______________、__________。请演示各自的循行部位。

5. 足三阳经包括__________、______________、__________。请演示各自的循行部位。

6. 请画出十二经脉的流注次序。

7. 头部就经络而言，前额与眉棱骨为_______经、枕部为_______经、巅顶为_______经、两侧为_______经。

8. 导致人体发生疾病的原因，称之为病因，又称作“致病因素”，中医学的病因分为____________、____________、____________3 种，其中七情属于____________，______________________________________称为“内伤七情”；七情与五脏的关系为______________、____________、______________、______________、______________。

知识链接

一、经络的概念和经络系统

1. 经络的概念　经络，是经和络的总称。经，又称经脉，有路径之意。经脉贯通上下，沟通内外，是经络系统中纵行的主干。络，又称络脉，有网络之意。络脉是经脉别出的分支，较经脉细小。

2. 经络系统　经络系统是由经脉、络脉及其连属部分构成的。经脉和络脉是它的主体。

(1) 经脉系统

1) 十二经脉

正经：正经有十二，即手三阴经、足三阴经、手三阳经、足三阳经，共 4 组，每组 3 条经脉，合称十二经脉。

十二经别：十二经别是十二经脉别出的正经。

十二经筋：十二经筋是十二经脉之气“结、聚、散、络”于筋肉、关节的体系。

十二皮部：十二皮部是十二经脉在体表一定部位上的反应区。

2)奇经　奇经有八，即督脉、任脉、冲脉、带脉、阴跷脉、阳跷脉、阴维脉、阳维脉，合称奇经八脉。奇经八脉有统率、联络和调节全身气血盛衰的作用。

(2)络脉系统　络脉有别络、孙络、浮络之分。

十五别络：别络有本经别走邻经之意，共有十五支，包括十二经脉在四肢各分出的络，躯干部的任脉络、督脉络及脾之大络。十五别络的功能是加强表里阴阳两经的联系与调节作用。

孙络：孙络是络脉中最细小的分支。

浮络：浮络是浮行于浅表部位而常浮现的络脉。

二、十二经脉

1.十二经脉的名称　十二经脉根据各经所联系的脏腑的阴阳属性以及在肢体循行部位的不同；具体分为手三阴经、手三阳经、足三阴经、足三阳经4组。

十二经脉的名称是：手太阴肺经(图3-1)、手厥阴心包经、手少阴心经、手阳明大肠经(图3-2)、手少阳三焦经、手太阳小肠经、足太阴脾经、足厥阴肝经、足少阴肾经、足阳明胃经、足少阳胆经、足太阳膀胱经。循行分布于上肢的称手经，循行分布于下肢的称足经。分布于四肢内侧的(上肢是指屈侧)称为阴经，属脏；分布于四肢外侧(上肢是指伸侧)的称阳经，属腑(表3-2)。

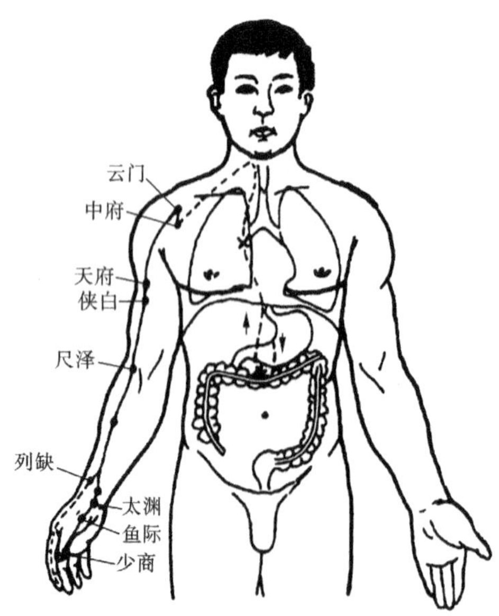

图3-1　手太阴肺经

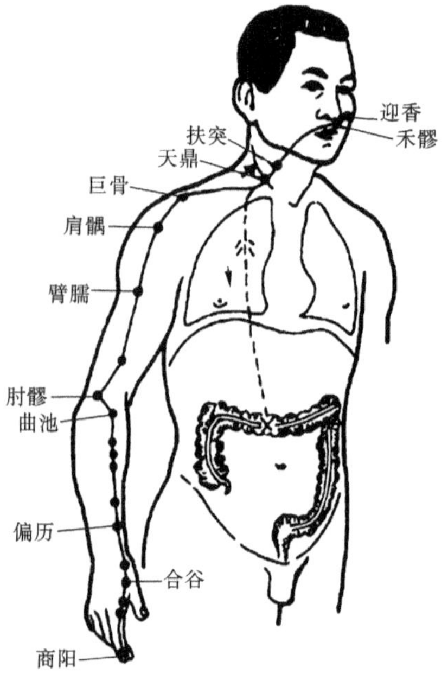

图3-2　手阳明大肠经

表3-2　十二经络归纳

部位	阴经(属脏)	阳经(属腑)	循行部位 (阴经行于内侧,阳经行于外侧)	
手	太阴肺经 厥阴心包经 少阴心经	阳明大肠经 少阳三焦经 太阳小肠经	上肢	前线 中线 后线
足	太阴脾经 厥阴肝经 少阴肾经	阳明胃经 少阳胆经 太阳膀胱经	下肢	前线 中线 后线

2. 十二经脉的走向和交接规律

(1)十二经脉的走向规律。

(2)十二经脉的交接规律。

3. 十二经脉的分布和表里关系

(1)十二经脉的分布规律　十二经脉在体表的分布是有一定规律的。具体从以下3个方面叙述。

头面部:手三阳经止于头面,足三阳经起于头面,手三阳经与足三阳经在头面部交接,所以说“头为诸阳之会”。

十二经脉在头面部分布的特点是:手足阳明经分布于面额部;手太阳经分布于面颊部;手足少阳经分布于耳颞部;足太阳经分布于头顶、枕项部。另外,足厥阴经也循行至顶部。

十二经脉在头面部的分布规律是:阳明在前,少阳在侧,太阳在后。

躯干部:十二经脉在躯干部分布的一般规律是足三阴与足阳明经分布在胸、腹部(前),手三阳与足太阳经分布在肩胛、背、腰部(后),手三阴、足少阳与足厥阴经分布在腋、胁、侧腹部(侧)。

(2)十二经脉的表里关系　手足三阴、三阳十二经脉,通过经别和别络相互沟通,组成六对,“表里相合”关系,即“足太阳与少阴为表里,少阳与厥阴为表里,阳明与太阴为表里,是足之阴阳也。手太阳与少阴为表里,少阳与心主(手厥阴心包经)为表里,阳明与太阴为表里,是手之阴阳也”。

4. 十二经脉的流注次序　流注,是人身气血流动不息,向各处灌注的意思。经络是人体气血运行的通道,而十二经脉则为气血运行的主要通道。气血在十二经脉内流动不息，循环灌注，分布于全身内外上下，构成了十二经脉的气血流注，又名十二经脉的流注。其流注次序为：从手太阴肺经开始，依次流至足厥阴肝经，再流至手太阴肺经。这样就构成了一个“阴阳相贯，如环无端”的十二经脉整体循行系统。

三、心（附：心包络）

心位于胸腔偏左，膈膜之上，肺之下，圆而下尖，形如莲蕊，外有心包卫护。心与小肠、脉、面、舌等构成心系统。心，在五行属火，为阳中之阳脏，主血脉，藏神志，为五脏六腑之大主、生命之主宰。心与四时之夏相通应。

（一）心的解剖形态

1. 心的解剖位置　关于心的解剖部位，在《内经》《难经》《医贯》等中医文献中已有较为明确的记载，心位于胸腔偏左，居肺下膈上，“心居肺管之下，膈膜之上，附着脊之第五椎”（《类经图翼·经络》）。心是隐藏在脊柱之前，胸骨之后的一个重要的脏器。心尖搏动在左乳之下。

2. 心的形态结构　心脏呈尖圆形，色红，中有孔窍，外有心包络围护，心居其中。中医学对人体心脏的重量、颜色、结构，以及心腔的血容量等均有一定的认识，只是较为粗略而已。“心象尖圆形，如莲蕊……外有赤黄裹脂，一是为心包络。”（《类经图翼·经络》）

脏象学说中的心，在中医文献中有血肉之心和神明之心之别。血肉之心，即指实质性的心脏；神明之心是指脑接受和反映外界事物，进行意识、思维、情志等精神活动的功能。中医学把精神意识思维活动归属于心，故有神明之心的说法。正如李梴所说：“有血肉之心，形如未开莲花，居肺下肝上是也。有神明之心……主宰万事万物，虚灵不昧是也。”（《医学入门·脏腑》）

（二）心的生理功能

1. 心主血脉　心主血脉，指心有主管血脉和推动血液循行于脉中的作用，包括主血和主脉两个方面。血就是血液。脉，即是脉管，又称经脉，为血之府，是血液运行的通道。心脏和脉管相连，形成一个密闭的系统，成为血液循环的枢纽。心脏不停地搏动，推动血液在全身脉管中循环无端，周流不息，成为血液循环的动力。所以说“人心动，则血行于诸经……是心主血也”（《医学入门·脏腑》）。

由此可见，心脏、脉和血液所构成的这个相对独立系统的生理功能，都属于心所主，都有赖于心脏的正常搏动。

心脏有规律的跳动，与心脏相通的脉管亦随之产生有规律的搏动，称之为“脉搏”。中医通过触摸脉搏的跳动，来了解全身气血的盛衰，作为诊断疾病的依据之一，称之为“脉诊”。在正常生理情况下，心脏的功能正常，气血运行通畅，全身的功能正常，则脉搏节律调匀，和缓有力。否则，脉搏便会出现异常改变。

心脏功能正常，则心脏搏动如常，脉象和缓有力，节律调匀，面色红润光泽。若心脏发生病变，则会通过心脏搏动、脉搏、面色等方面反映出来。如心气不足，血液亏虚，脉道不利，则血液不畅，或血脉空虚，而见面色无华、脉象细弱无力等，甚则发生气血瘀滞，血脉受阻，而见面色晦暗，唇舌青紫，心前区憋闷和刺痛，脉象结、代、促、涩等。

2. 心主神志　心主神志，即是心主神明，又称心藏神。

神在人体生命活动中的重要性：“得神者昌，失神者亡。”（《素问·移精变气论》）心主神志的生理功能正常，则精神振奋，神志清晰，思维敏捷，对外界信息的反应灵敏和正常。如果心主神志的生理功能异常，不仅可以出现精神意识思维活动的异常，如失眠、多梦、神志不宁，甚至谵狂，或反应迟钝、精神萎靡，甚则昏迷、不省人事等，而且还可以影响其他脏腑的功能活动，甚至危及整个生命。所以说“主明则下安……主不明则十二官危”（《素问·灵兰秘典论》），“心动则五脏六腑皆摇”（《灵枢·口问》）。清心静神可以祛病延年，防止早衰。

（三）心的生理特性

1. 心为阳脏而主阳气　心为阳中之太阳，以阳气为用。心的阳气能推动血液循环，维持人的生命活动，使之生机不息，故喻之为人身之“日”。“盖人与天地相合，天有日，人亦有日，君父之阳，日也。”（《医学实在易》）心脏阳热之气，不仅维持了心本身的生理功能，而且对全身又有温养作用。“心为火脏，烛照万物”（《血证论·脏腑病机论》），故凡脾胃之腐熟运化，肾阳之温煦蒸腾，以及全身的水液代谢、汗液的调节等，心阳皆起着重要作用。

2. 心气与夏气相通应　心应夏气，“通”即相互通应之意。人与自然是一个统一整体，自然界的四时阴阳消长变化，与人体五脏功能活动系统是通应联系的。心与夏季、南方、热、火、苦味、赤色等有着内在联系。心为阳脏而主阳气。天人相应，自然界中在夏季以火热为主，在人体则与阳中之太阳的心相通应，了解心的这一生理特性，有助于理解心的生理病理，特别是病理与季节气候的关系。心通于夏气，是说心阳在夏季最为旺盛，功能最强。

[附]心包络

(一)形态部位

心包络，简称心包，是心脏外面的包膜，为心脏的外围组织，其上附有脉络，是通行气血的经络，合称心包络。

(二)生理功能

由于心包络是心的外围组织，故有保护心脏，代心受邪的作用。脏象学说认为，心为君主之官，邪不能犯，所以外邪侵袭于心时，首先侵犯心包络，故曰“诸邪之在于心者，皆在于心之包络”(《灵枢·邪客》)。其临床表现，主要是心藏神的功能异常，如在外感热病中，因温热之邪内陷，出现高热神昏、谵语妄言等心神受扰的病态，称之为“热入心包”。由痰浊引起的神志异常，表现为神昏模糊、意识障碍等心神昏乱的病态，称之为“痰浊蒙蔽心包”。实际上，心包受邪所出现的病变与心是一致的，故在辨证和治疗上也大体相同。

二、收集中医诊断相关知识

阅读知识链接、查阅相关资料并回答下列问题。

1. 问诊包括____________、________________、____________。

2. 十问歌的内容有哪些?

3. 问疼痛包括____________、________________、____________等。

4. 空痛的特点是____，多为________而致，可见于________________________等证。

5. 隐痛的特点是______________________________，多因______________________________所致。

6. 何谓气虚证？其临床表现有哪些？

7. 何谓血虚证？其临床表现有哪些？

知识链接

问　诊

问诊，是医生通过询问患者或陪诊者，了解疾病的发生、发展、治疗经过、现在症状和其他与疾病有关的情况，以诊察疾病的方法。

问诊的目的在于充分收集其他三诊无法取得的与辨证关系密切的资料。因而问诊在疾病的诊察中具有重要意义。

问诊的内容主要包括一般项目、主诉和病史、现在症状等。

1. 问一般项目　问一般项目包括姓名、性别、年龄、民族、职业、婚否、籍贯、现单位、现住址等。

2. 问主诉和病史

(1) 主诉　主诉是患者就诊时陈述其感受最明显或最痛苦的主要症状及其持续的时间。主诉通常是患者就诊的主要原因，也是疾病的主要矛盾。准确的主诉可以帮助医生判断疾病的大致类别，病情的轻重缓急。并为调查、认识、分析、处理疾病提供重要线索，具有重要的诊断价值。

主诉包括不同时间出现的几个症状时,则应按其症状发生的先后顺序排列。一般主诉所包含的症状只能是一个或两三个,不能过多。记录主诉时,文字要准确、简洁明了,不能烦琐、笼统、含糊其词;不能使用正式病名作为主诉;不能记录疾病演变过程。

(2)现病史　现病史包括疾病(主诉所述的疾病)从起病之初到就诊时病情演变与诊察治疗的全部过程,以及就诊时的全部自觉症状。

(3)既往、生活、家族史。

3. 问现在症状　问现在症状是指询问患者就诊时的全部症状。问现在症状是问诊中重要的一环。为求问的全面准确,无遗漏,一般是以张景岳"十问歌"为顺序。

《十问歌》即是:"一问寒热二问汗,三问头身四问便,五问饮食六问胸,七聋八渴俱当辨,九问旧病十问因,再兼服药参机变;妇女尤必问经期,迟速闭崩皆可见;再添片语告儿科,天花麻疹全占验。"

(1)问寒热。

(2)问汗。

(3)问周身:问周身,就是询问患者周身有无疼痛与其他不适。临床可按从头至足的顺序,逐一进行询问。

1)问疼痛:疼痛是临床常见的一种自觉症状,各科均可见到。问诊时,应问清疼痛产生的原因、性质、部位、时间、喜恶等。

疼痛的原因:引起疼痛的原因很多,有外感有内伤,其病机有虚有实。其中因不通则痛者属实证,不荣则痛者属虚证。

疼痛的性质:由于引起疼痛的病因病机不同,其疼痛的性质亦不同,临床可见以下几类。

a. 胀痛:痛且有胀感,为胀痛。在身体各部位都可以出现,但以胸胁、胃脘、腹部较为多见。多因气机郁滞所致。

b. 刺痛:疼痛如针刺,称为刺痛。其特点是疼痛的范围较小。部位固定不移。多因瘀血所致。全身各处均可出现刺痛症状,但以胸胁、胃脘、小腹、少腹部最为多见。

c. 绞痛:痛势剧烈如绞割者,称为绞痛。其特点是疼痛,有剜、割、绞结之感,疼痛难以忍受。多为有形实邪突然阻塞经络闭阻气机,或寒邪内侵,气机郁闭,导致血流不畅而成。

可见于心血瘀阻的心痛，蛔虫上窜或寒邪内侵胃肠引起的脘腹痛等。

d. 串痛：疼痛部位游走不定或走窜攻痛称为串痛。其特点是痛处不固定，或者感觉不到确切的疼痛部位。多为风邪留着机体的经络关节，阻滞气机，产生疼痛。气无形而喜通畅，气滞为痛，亦多见串痛。可见于风湿痹证或气滞证。

e. 掣痛：痛处有抽掣感或同时牵引他处而痛，称为掣痛。其特点是疼痛多呈条状或放射状，或有起止点，有牵扯感多由筋脉失养或经阻滞不通所致。可见于胸痹、肝阴虚、肝经实热等。

f. 灼痛：痛处有烧灼感，称灼痛。其特点是感觉痛处发热，如病在浅表，有时痛处亦可触之觉热，多喜冷凉。多由火热之邪串入经络，或阴虚阳亢，虚热灼于经络所致。可见于肝火犯络两胁灼痛，胃阴不足脘部灼痛及外科疮疡等证。

g. 冷痛：痛处有冷感，称冷痛。其特点是感觉痛处发凉，如病在浅表，有时触之亦觉发凉，多喜温热。多因寒凝筋脉或阳气不足而致。

h. 重痛：疼痛伴有沉重感，称重痛。多见于头部、四肢及腰部。多因湿邪困阻气机而致。多见于湿证。

i. 空痛：痛而有空虚之感，称空痛。其特点是疼痛有空旷轻虚之感，喜温喜按。多为精血不足而致。可见于阳虚、阴虚、血虚或阴阳两虚等证。

j. 隐痛：痛而隐隐，绵绵不休，称隐痛。其特点是痛势较轻，可以耐受，隐隐而痛，持续时间较长。多因气血不足，或阳气虚弱，导致经脉气血运行滞涩所致。

疼痛部位：询问疼痛的部位，可以判断疾病的位置及相应经络脏腑的变化情况。

2）问周身其他不适。

三、收集头痛相关知识

阅读知识链接，查阅相关资料并回答下列问题。

1. 什么是头痛？

2. 头痛的病因有哪些？病机如何？

3. 头痛的辨证要点有哪些？

4. 请同学们填写表3-3。

表3-3 头痛的临床表现

项目	望诊	闻诊	问诊	切诊
风寒头痛				
风热头痛				
风湿头痛				

续表 3-3

项目	望诊	闻诊	问诊	切诊
肝阳证				
肾虚证				
气血虚证				
瘀血证				

知识链接

经络肢体病证

常见的经络肢体病证有头痛、痹证、痉证、痿证、腰痛等。

心系病证

常见的心系病证有心悸、胸痹、失眠、痴呆、痫病、癫病、狂病等。

头 痛

头痛是指由于外感与内伤，致使脉络拘急或失养，清窍不利所引起的以头部疼痛为主要临床特征的疾病。头痛既是一种常见病证，也是一个常见症状，可以发生于多种急慢性疾病过程中，有时亦是某些相关疾病加重或恶化的先兆。

本病近年来发病率呈上升趋势，尤其是偏头痛，一般人群发病率达5%，流行病学调查显示，我国患病率为985.2/10万，30岁以下发病者逐年增长，男女患病率之比约为1∶4。相当数量的患者尤其久治不愈者，往往求治于中医。

西医学中的偏头痛，还有国际上新分类的周期性偏头痛、紧张性头痛、丛集性头痛及慢性阵发性偏头痛等，凡符合头痛证候特征者均可参考本节辨证论治。

【病因病机】

1. 感受外邪　多因起居不慎，坐卧当风，感受风寒湿热等外邪上犯于头，清阳之气受阻，气血不畅，阻遏络道而发为头痛。外邪中以风邪为主，因风为阳邪，“伤于风者，上先受之”，“巅高之上，唯风可到”。但“风为百病之长”、六淫之首，常挟寒、湿、热邪上袭。

2. 情志郁怒　长期精神紧张忧郁，肝气郁结，肝失疏泄，络脉失于条达拘急而头痛；或平素性情暴逆，恼怒太过，气郁化火，日久肝阴被耗，肝阳失敛而上亢，气壅脉满，清阳受扰而头痛。

3. 饮食不节　素嗜肥甘厚味，暴饮暴食，或劳伤脾胃，以致脾阳不振，脾不能运化转输水津，聚而痰湿内生，以致清阳不升，浊阴下降，清窍为痰湿所蒙；或痰阻脑脉，痰瘀痹阻，气血不畅，均可致脑失清阳、精血之充，脉络失养而痛。如朱丹溪所言“头痛多主于痰”。饮食伤脾，气血化生不足，气血不足以充营脑海，亦为头痛之病因病机。

4. 内伤不足　先天禀赋不足，或劳欲伤肾，阴精耗损，或年老气血衰败，或久病不愈，产后、失血之后，营血亏损，气血不能上营于脑，髓海不充则可致头痛。此外，外伤跌扑，或久患者络则络行不畅，血瘀气滞，脉络失养而易致头痛。头为神明之府，“诸阳之会”，“脑为髓海”，五脏精华之血，六腑清阳之气皆能上注于头，即头与五脏六腑之阴精、阳气密切相关，凡能影响脏腑之精血、阳气的因素皆可成为头痛的病因，归纳起来不外外感与内伤两类。病位虽在头，但与肝、脾、肾密切相关。风、火、痰、瘀、虚为致病的主要因素。邪阻脉络、清窍不利、精血不足、脑失所养为头痛之基本病机。

【临床表现】

患者自觉头部包括前额、额颞、顶枕等部位疼痛，为本病的证候特征。按部位有太阳、阳明、少阳，或在太阴、厥阴、少阴，或痛及全头的不同,但以偏头痛者居多。按头痛的性质有掣痛、跳痛、灼痛、胀痛、重痛、头痛如裂或空痛、隐痛、昏痛等。按头痛发病方式,有突然发作、缓慢而病。疼痛时间有持续疼痛,痛无休止,有痛势绵绵,时作时止。根据病因,还有相应的伴发症状。

【诊断】

1. 以头痛为主症,表现为前额、额颞、巅顶、顶枕部甚至全头部疼痛,头痛性质或为跳痛、刺痛、胀痛、昏痛、隐痛、空痛。可以突然发作,可以反复发作。疼痛持续时间可以数分钟、数小时、数天或数周不等。

2. 有外感、内伤引起头痛的因素,或有反复发作的病史。

3. 检查血常规、测血压,必要时做脑脊液、脑血流、脑电图检查,有条件时做经颅多普勒超声、颅脑 CT 和 MRI 检查,有助于排除器质性疾病,明确诊断。

【辨证论治】

1. 辨证要点

(1)辨外感内伤:可根据起病方式、病程长短、疼痛性质等特点进行辨证。

(2)辨疼痛性质:辨疼痛性质有助于分析病因。

(3)辨疼痛部位:辨疼痛部位有助于分析病因及脏腑经络。

(4)辨诱发因素。

2. 治疗原则　头痛的治疗"须分内外虚实"(《医碥·头痛》),外感所致属实,治疗当以祛邪活络为主,视其邪气性质之不同,分别采用祛风、散寒、化湿、清热等法,外感以风为主,故强调风药的使用。内伤所致多虚,治疗以补虚为要,视其所虚,分别采用益气升清、滋阴养血、益肾填精,若因风阳上亢则治以息风潜阳,因痰瘀阻络又当化痰活血为法。虚实夹杂,扶正祛邪并举。

3. 分证论治

(1)外感头痛

1)风寒证

症状:头痛起病较急,其痛如破,痛连项背,恶风畏寒,口不渴,苔薄白,脉多浮紧。

治法:疏风散寒。

方药:川芎茶调散。

2）风热证

症状：起病急，头胀痛，甚则头痛如裂，发热或恶风，口渴欲饮，面红目赤，头痛溲黄，舌红苔黄，脉浮数。

治法：疏风清热。

方药：芎芷石膏汤。

3）风湿证

症状：头痛如裹，肢体困重，胸闷纳呆，小便不利，大便或溏，苔白腻，脉濡。

治法：祛风胜湿。

方药：羌活胜湿汤。

（2）内伤头痛

1）肝阳证

症状：头胀痛而眩，心烦易怒，面赤口苦，或兼耳鸣胁痛，夜眠不宁，舌红苔薄黄，脉弦有力。

治法：平肝潜阳。

方药：天麻钩藤饮。

2）肾虚证

症状：头痛而空，每兼眩晕耳鸣，腰膝酸软，遗精，带下，少寐健忘，舌红少苔，脉沉细无力。

治法：滋阴补肾。

方药：大补元煎。

3）气血虚证

症状：头痛而晕，遇劳加重，面色少华，心悸不宁，自汗，气短，畏风，神疲乏力，舌淡苔薄白，脉沉细而弱。

治法：气血双补。

方药：八珍汤。

4）痰浊证

症状：头痛昏蒙，胸脘满闷，呕恶痰涎，苔白腻，或舌胖大有齿痕，脉滑或弦滑。

治法：健脾化痰，降逆止痛。

方药：半夏白术天麻汤。

5）瘀血证

症状：头痛经久不愈，其痛如刺，入夜尤甚，固定不移，或头部有外伤史，舌紫或有瘀斑、瘀点，苔薄白，脉沉细或细涩。

治法：活血通窍止痛。

方药：通窍活血汤。

【转归预后】

转归有证候间的转归和疾病间的转归。证候间的转归，如外感头痛未及时根治，日久耗伤正气可转为内伤头痛；内伤头痛之人再次感邪，也可并发外感头痛。风寒证或风湿证，邪气郁遏化热，也可成为风热证；肾虚证水不涵木，可转化肝阳证；肝阳证化火伤阴可转化为肾虚证；痰浊证因痰阻血脉，可转化为痰瘀阻痹证。疾病间的转归，如肝阳头痛日久，可转归或并发为眩晕、目盲、中风等病。

头痛的预后有较大差异，外感头痛，治疗较易，预后良好。内伤头痛，虚实夹杂，治疗较难，只要辨证准确，精心治疗，也可以使病情得到缓解，甚至治愈。若并发中风、心痛、呕吐等则预后较差。

【预防与调摄】

头痛的预防在于针对病因，如避免感受外邪，勿情志过激，慎劳倦、过食肥甘等以免引发头痛。头痛的急性发作期，应适当休息，不宜食用炸烤辛辣的厚味食品，以防生热助火，有碍治疗，同时限制烟酒。若患者精神紧张，情绪波动，可疏导劝慰以稳定情绪，适当保证环境安静，有助于缓解头痛。

【结语】

头痛的病因虽多，总不外乎外感与内伤两类。外感以风邪为主，挟寒、挟热、挟湿，其证属实。内伤头痛有虚有实，肾虚、气虚、血虚头痛属虚，肝阳、痰浊、瘀血头痛属实，或虚实兼挟。故头痛应辨内外虚实，治疗亦相应采用补虚泻实。外感头痛以祛邪活络为主，分辨兼挟之邪而分别祛风、散寒、化湿、清热治之。内伤头痛补虚为要，视其虚实性质，分别治以补肾、益气、养血、化痰、祛瘀为治。在辨证基础上，根据病变的脏腑经络，选加引经药效果较好，除服药外还可配合针灸及外治法等，常可提高疗效。

【现代研究】

1. 祛风散邪　外感头痛多因感受风寒湿热之邪，上壅清窍所致，高巅之上唯风可到，风为六淫之首；故许多临床研究者，采用祛风散邪之法组方治疗头痛，所选药物以荆芥、防风、藁本、蔓荆子、白芷等使用频率为高。

2. 散寒止痛　寒邪郁遏清阳者，常以细辛、白芷、吴茱萸、附子等温经散寒之品组方治疗。

3. 平肝息风　肝为风木之脏，肝阳上亢，肝火上炎，肝风上扰清空，是头痛的重要病机，因此以平肝息风为法治疗头痛的临床研究甚多，效果也较理想。

4. 活血化瘀　对久病及顽固性头痛，临床报道多用活血化瘀法治疗，所选药物以川芎、当归、赤芍、丹参、红花、桃仁的频率为高，尤以川芎应用最广泛。

5. 化痰通络　张氏以化痰通络汤（陈皮、半夏、云苓、白术、丹参、天麻、黄芩、川芎）随证加减，治疗血管性头痛 29 例，结果：痊愈 19 例，好转 9 例，无效 1 例，总有效率为 96.5%。

6. 扶正祛邪　李氏对低颅压头痛，采用辨证补益治疗，气血两虚型用加味四物汤加减：当归、白芍、生地黄、川芎、黄芪、党参、白术、蔓荆子、菊花、甘草。肾精亏虚型用大补元煎加减：太子参、怀山药、熟地黄、当归、枸杞子、杜仲、山茱萸、川芎、菊花、甘草。两型兼见用补中益气汤合左归丸加减治疗，取得较好的治疗效果。

7. 外治法　黄氏以丁香四神散（用丁香、郁金、川芎、山楂、菖蒲，粗加工粉碎，装入布袋制成药枕）枕用，治疗头痛 26 例，并与镇脑宁 4 粒/次，每日 3 次口服治疗 26 例对照，均 10 d 为 1 个疗程，观察 2 个疗程，结果：两组分别显效率为 62%、54%，有效率为 30%、38%，总有效率均为 92%。

活动三 制定方案:制定头痛的辨证及用药指导方案

学习目标

通过该活动,学生能够制定出正确方案,增强团队合作和主动解决问题的能力。

建议课时

2 课时。

活动过程

本活动通过三步完成:第一步收集常用治疗原则及治疗方法,第二步选择头痛的常用治法,第三步确定情景案例中患者的证型及治法。

活动内容

一、收集常用治疗原则及治疗方法

查阅资料,回答下列问题。

1. 中医的基本治则有____________、______________、____________。

2. 何谓祛邪?

3. 何谓扶正？

4. 正治是指____，其内容包括________、__________、__________、__________。

5. 反治是指____，其内容包括________、__________、__________、__________。

6. 气病治则包括_________、_________、___________、_________，气脱则固，气闭则开。

7. 血病治则包括_________、_________、___________、_________，血热则凉，出血则止。

二、选择头痛的常用治法

查阅资料，结合知识链接，回答下列问题。

1. 风寒头痛的治法为__________________________。
2. 风湿头痛的治法为__________________________。
3. 痰浊头痛的治法为__________________________。
4. 瘀血头痛的治法为__________________________。

三、确定情景案例中患者的证型及治法

查阅相关资料，结合知识链接，写出情景案例中患者头痛的证型及治法（表3-4）。

表3-4　头痛的证型及治法

证型	
诊断依据	
治疗方法	
推荐方药	

活动四 实施：对头痛患者进行用药指导

学习目标

通过该活动，学生能够对头痛患者进行用药指导。

建议课时

4 课时。

活动过程

本活动通过两步完成：第一步收集中药相关知识，第二步对该证型的头痛患者进行用药指导。

活动内容

一、收集中药相关知识

查阅相关资料，回答以下问题。

1. 五味中甘味中药的作用有哪些？

2. 常用的补气药有____；常用的补血药有____。

3. ______善治太阳经头痛，______、______善治阳明经头痛，______善治少阳经头痛，______善治厥阴经头痛，______善治少阴经头痛。治疗头痛时，考虑到药物的归经特点可以提高疗效。

二、头痛患者的用药指导

以小组为单位，根据所制定的方案，对该患者进行用药指导。

1. 请演示对情景案例中的患者进行辨证的过程。

2. 结合辨证结果，请对该患者进行用药指导。

活动五 总结与拓展:总结头痛的中医药知识及拓展相关任务

学习目标

通过该活动,能够完成相关拓展任务,学生初步形成爱岗敬业的态度和社会责任感。

建议课时

4 课时。

活动过程

本活动通过四步完成:第一步总结常见头痛的检索资源,第二步总结头痛的相关内容,第三步任务拓展,第四步完成对本学习任务的评价。

活动内容

一、总结常见头痛的检索资源

1. 常见记载头痛的书籍包括__________、__________ 、____________。

2. 搜索头痛的证候的关键词有________________、________________、______________。

二、总结头痛的相关内容

1. 头痛的证型有哪些？其症状是什么？

2. 头痛的常见预防与调摄方法有哪些?

三、任务拓展

你在某连锁药店工作期间接触了患者李某,经过询问,患者李某的情况如下:

李某,女,48 岁,干部。2 个月前因家庭矛盾、精神不畅而出现失眠,夜间难以入睡,入睡后易醒而辗转不安,自服“安定”“柏子养心丸”等药物治疗 1 个月余,症状无改善。现症见:心烦不寐,躁扰不宁,口干舌燥,小便短赤,口舌生疮,大便干结,纳食正常。以往无其他病史可查,平素性情急躁,家族史无异常。T 36.5 ℃,P 80 次/min,R 16 次/min,BP 110/70 mmHg,双肺听诊正常,心率 80 次/min,律齐,无杂音。舌尖红,苔薄黄,脉数有力。血常规:WBC 7.4×10^{9}/L,N 70%,L 30%,Hb 126 g/L。心电图正常。

请你结合患者李某的临床表现完成下列任务:

1. 对患者李某进行中医辨证。
2. 对患者李某进行用药指导。

四、评价

综合素质评价见表 3-5。

表 3–5　综合素质评价

<table>
<tr><th>项次</th><th colspan="2">项目要求</th><th>配分</th><th>评分细则</th><th>自评得分</th><th>小组评价</th><th>教师评价</th></tr>
<tr><td rowspan="10">1. 职业素养（40 分）</td><td rowspan="4">纪律情况（15 分）</td><td>按时到岗，不早退</td><td>5</td><td>违反规定，每次扣 5 分</td><td></td><td></td><td></td></tr>
<tr><td>积极思考，回答问题</td><td>5</td><td>根据上课统计情况得 1 ~ 5 分</td><td></td><td></td><td></td></tr>
<tr><td>三有一无（有本、笔、书，无手机）</td><td>5</td><td>违反规定每项扣 3 分</td><td></td><td></td><td></td></tr>
<tr><td>执行教师命令</td><td>0</td><td>此为否定项，违规酌情扣 10 ~ 100 分，违反校规按校规处理</td><td></td><td></td><td></td></tr>
<tr><td rowspan="3">职业道德（10 分）</td><td>能与他人合作</td><td>3</td><td>不符合要求不得分</td><td></td><td></td><td></td></tr>
<tr><td>主动帮助同学</td><td>3</td><td>主动帮助同学得 3 分，被动帮助同学得 1 分</td><td></td><td></td><td></td></tr>
<tr><td>追求完美</td><td>4</td><td>对工作精精益求精且效果明显得 4 分，对工作认真得 3 分，其余不得分</td><td></td><td></td><td></td></tr>
<tr><td rowspan="2">5S（10 分）</td><td>桌面、地面整洁</td><td>5</td><td>自己的工位桌面、地面整洁无杂物得 5 分，不合格不得分</td><td></td><td></td><td></td></tr>
<tr><td>物品定置管理</td><td>5</td><td>按定置要求放置得 5 分，其余不得分</td><td></td><td></td><td></td></tr>
<tr><td colspan="2">快速阅读能力（5 分）</td><td>5</td><td>能快速准确明确任务要求并清晰表达得 5 分，能主动沟通在指导后达标得 3 分，其余不得分</td><td></td><td></td><td></td></tr>
<tr><td rowspan="3">2. 职业能力（40 分）</td><td colspan="2">头痛辨证要点（10 分）</td><td>10</td><td>能全部掌握得 10 分，部分掌握得 3 ~ 7 分，不清楚不得分</td><td></td><td></td><td></td></tr>
<tr><td>查询常用头痛用药（20 分）</td><td>头痛常用药</td><td>20</td><td>能全部掌握得 20 分，部分掌握得 5 ~ 15 分，不清楚不得分</td><td></td><td></td><td></td></tr>
<tr><td>任务拓展（10 分）</td><td>能按头痛的用药指导方案进行相关疾病方案设计及制作</td><td>10</td><td>能进行完整的方案设计得 10 分，设计不完整得 3 ~ 7 分，不实施不得分</td><td></td><td></td><td></td></tr>
</table>

续表 3-5

项次	项目要求		配分	评分细则	自评得分	小组评价	教师评价
3. 工作页完成情况(20分)	按时完成工作页(20分)	及时提交	5	按时提交得5分,迟交不得分			
		内容完成程度	5	按完成情况分别得1~5分			
		回答准确率	5	视准确率情况分别得1~5分			
		有独到的见解	5	视见解程度分别得1~5分			
总分							
加权平均(自评20%,小组评价30%,教师50%)							
教师评价签字:				组长签字:			
请你根据以上打分情况,对本任务中的工作和学习状态进行总体评述(从职业素养的自我提升方面、职业能力的提升方面进行评述,分析自己的不足之处,描述对不足之处的改进措施):							
教师指导意见:							

任务四 便秘的中医药认知

任务书

【情景案例】

你在某大型连锁药店工作期间接待了患者马某，经过问询，患者马某的情况如下：

马某，男，23 岁，工人，未婚，2003 年 8 月 24 日就诊。平素嗜食辛辣油炸之品，易口舌生疮。近半个月来大便干结，努挣不下，肛门灼痛，伴小便短赤，腹部胀满疼痛，面色红赤，口干口臭，心烦，遂来就诊。T 37 ℃，P 98 次/min，R 18 次/min，BP 120/80 mmHg。面色红，精神佳，腹平软压痛，可扪及条索状硬块，舌质红，苔黄，脉滑数。血常规正常；腹透、肠镜检查正常。

请你结合患者马某的临床表现完成下列任务：

1. 对患者马某进行中医辨证。
2. 对患者马某进行用药指导。

学习目标

1. 能够对便秘患者进行辨证分型。
2. 能够对便秘患者进行用药指导。
3. 对脾胃系病证有初步认知。
4. 能够灵活使用各种工具查阅资料，有团队合作精神和主动解决问题的能力。
5. 形成爱岗敬业的态度和社会责任感。

建议课时

20 课时。活动名称及课时分配见表 4-1。

表 4-1　活动名称及课时分配

活动序号	活动名称	课时安排	备注
1	获取任务	2	
2	资料收集	8	
3	制定方案	2	
4	实施	4	
5	总结与拓展	4	

活动一 获取任务:识读便秘患者案例

学习目标

通过该活动,学生能够正确识读任务书。

建议课时

2 课时。

活动过程

本活动通过两步完成:第一步找出任务书中的关键词,第二步正确识读任务书。

活动内容

通过识读任务书,完成下列问题。

1. 请同学们用红笔画出情景案例中的关键词。并把关键词写在下面横线上。

____

____

____

2. 请同学们查阅资料完成下列内容。

上述患者的主诉是______________________________________。

引起发病的病因是______________________________________。

案例中 R 是指 ______,正常值为____________。

活动二　资料收集:收集便秘相关的中医学知识

学习目标

通过该活动,学生能正确地对便秘患者进行辨证分型。

建议课时

8 课时。

活动过程

本活动通过三步完成:第一步收集中医基础相关知识,第二步收集中医诊断相关知识,第三步收集便秘相关知识。

活动内容

一、收集中医基础相关知识

阅读知识链接、查阅相关资料回答下列问题。

1. 脾的生理功能包括__________、__________、__________。

2. 脾为什么被称为“后天之本”“气血生化之源”?

3. 脾在体合______，主______；开窍于______，其华在______；在液为______；在志为______；在五行属______。

4. 大肠的生理功能包括__________、__________；有"____________""____________"之称；大肠有病，传导失常，主要表现为____________和____________。如大肠传导失常，就会出现____________。

5. 饮食失宜包括______________、______________、____________等。饮食失宜能导致疾病的发生，为内伤病的主要致病因素之一。

知识链接

一、脾

脾位于腹腔上部，膈膜之下，与胃以膜相连，"形如犬舌，状如鸡冠"，与胃、肉、唇、口等构成脾系统（图4–1）。

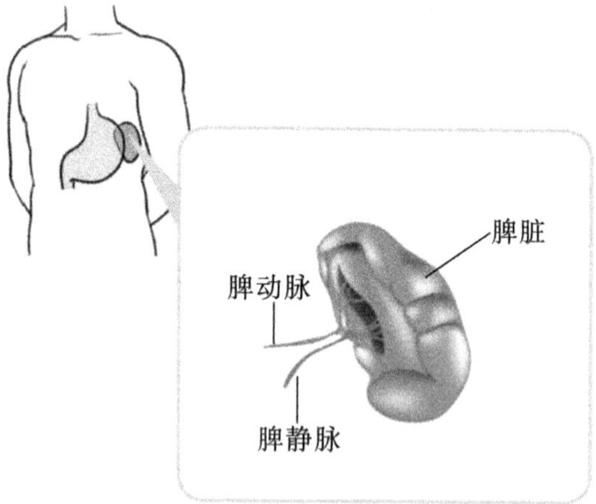

图4–1 人体脾脏结构

脾的生理功能：

1. 脾主运化 运，即转运输送，化，即消化吸收。脾主运化，指脾具有将水谷化为精微，并将精微物质转输至全身各脏腑组织的功能。实际上，脾就是对营养物质的消化、吸收和运输功能。

（1）运化水谷 水谷，泛指各种饮食物。脾运化水谷，是指脾对饮食物的消化吸收作用。脾运化水谷的过程为：一是胃初步腐熟消化的饮食物，经小肠的泌别清浊作用，通过脾的磨谷消食作用使之化为水谷精微（又称水谷精气）；二是吸收水谷精微并将其转输至全身；三是将水谷精微上输心肺而化为气血等重要生命物质。

脾的运化功能强健，习惯上称作“脾气健运”。只有脾气健运，机体的消化吸收功能才能健全，才能为化生气、血、津液等提供足够的养料，才能使全身脏腑组织得到充分的营养，以维持正常的生理活动。反之，若脾失健运，则机体的消化吸收功能便因之而失常，就会出现腹胀、便溏、食欲不振以致倦怠、消瘦和气血不足等病理变化。

(2)运化水湿　运化水湿又称运化水液，是指脾对水液的吸收和转输，调节人体水液代谢的作用，即脾配合肺、肾、三焦、膀胱等脏腑，调节、维持人体水液代谢平衡的作用。脾主运化水湿是调节人体水液代谢的关键环节。

脾运化水谷精微和运化水湿两个方面的作用，是相互联系、相互影响的，一种功能失常可导致另一种功能失常，故在病理上常常互见。

2. 脾主生血统血　脾主生血，指脾有生血的功能。统血，统是统摄、控制的意思。脾主统血，指脾具有统摄血液，使之在经脉中运行而不溢于脉外的功能。

(1)脾主生血　脾为后天之本，气血生化之源。脾运化的水谷精微是生成血液的主要物质基础。脾运化的水谷精微，经过气化作用生成血液。脾气健运，化源充足，气血旺盛则血液充足。若脾失健运，生血物质缺乏，则血液亏虚，出现头晕眼花，面、唇、舌、爪甲淡白等血虚征象。

(2)脾主统血　脾气能够统摄周身血液，使之正常运行而不致溢于血脉之外。脾统血的作用是通过气摄血作用来实现的。脾为气血生化之源，气为血帅，血随气行。脾的运化功能健旺，则气血充盈，气能摄血；气旺则固摄作用亦强，血液也不会逸出脉外而发生出血现象。反之，脾的运化功能减退，化源不足，则气血虚亏，气虚则统摄无权，血离脉道，从而导致出血。由此可见，脾统血，实际上是气对血作用的具体体现。

脾不仅能够生血，而且还能摄血，具有生血统血的双重功能。所以说：“脾统血，脾虚则不能摄血；脾化血，脾虚则不能运化，是皆血无所主，因而脱陷妄行。”(《金匮翼·卷二》)

3. 脾主升清　升，指上升和输布；清，指精微物质。脾主升清是指脾具有将水谷精微等营养物质，吸收并上输于心、肺、头目，再通过心肺的作用化生气血，以营养全身，并维持人体内脏位置相对恒定的作用。这种运化功能的特点是以上升为主，故说“脾气主升”。

二、大肠

大肠居腹中，其上口在阑门处接小肠，其下端紧接肛门，包括结肠和直肠。主传导糟粕和吸收津液。属金、属阳（图4-2）。

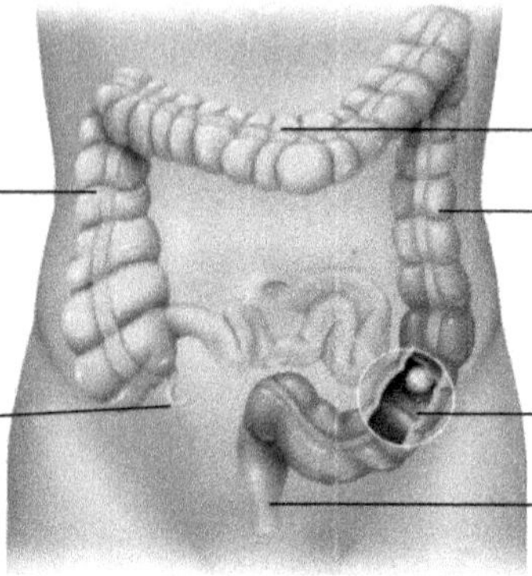

图4-2 人体大肠结构

大肠的生理功能：

1. 传导糟粕　大肠主传导是指大肠接受小肠下移的饮食残渣，使之形成粪便，经肛门排出体外的作用。大肠接受由小肠下移的饮食残渣，再吸收其中剩余的水分和养料，使之形成粪便，经肛门而排出体外，属整个消化过程的最后阶段，故有“传导之腑”“传导之官”之称。所以大肠的主要功能是传导糟粕，排泄大便。大肠的传导功能，主要与胃的通降、脾之运化、肺之肃降以及肾之封藏有密切关系。

2. 吸收津液　大肠接受由小肠下注的饮食物残渣和剩余水分之后，将其中的部分水液重新再吸收，使残渣糟粕形成粪便而排出体外。大肠重新吸收水分，参与调节体内水液代谢的功能，称之为“大肠主津”。大肠这种重新吸收水分功能与体内水液代谢有关。所以大肠的病变多与津液有关。如大肠虚寒，无力吸收水分，则水谷杂下，出现肠鸣、腹痛、泄泻等。大肠实热，消烁水分，肠液干枯，肠道失润，又会出现大便秘结不通之症。机体所需之水，绝大部分是在小肠或大肠被吸收的，故“大肠主津，小肠主液，大肠、小肠受胃之荣气，乃能行津液于上焦，灌溉皮肤，充实腠理”。

二、收集中医诊断相关知识

阅读知识链接、查阅相关资料并回答下列问题。

1. 闻诊包括____________、____________两个方面的内容。

2. 大便清稀，完谷不化，或如鸭溏者，多属________。如大便色黄稀清如糜有恶臭者，属________。大便色白，多属________。

3. 询问食欲与食量时，还应注意进食情况如何。如患者喜进热食，多属________；喜进冷食多属________。

4. 便次异常包括________和________。

5. 排便感觉异常有________、________、________、________、________等表现。

知识链接

一、望排出物

望排出物是观察患者的分泌物和排泄物，如痰涎、呕吐物、二便、涕、唾、汗、泪、带下等。

二、望大便

望大便，主要是察大便的颜色及便质、便量。

大便色黄，呈条状，干湿适中，便后舒适者，是正常大便。大便清稀，完谷不化，或如鸭溏者，多属寒泻。如大便色黄稀清如糜有恶臭者，属热泻。大便色白，多属脾虚或黄疸。

大便燥结者，多属实热证。大便干结如羊屎，排出困难，或多日不便而不甚痛苦者为阴血亏虚。大便如黏冻而夹有脓血且兼腹痛，里急后重者，是痢疾。便黑如柏油，是胃络出血。小儿便绿，多为消化不良的征象。大便下血，有两种情况，如先血后便，血色鲜红的，是近血多见于痔疮出血；若先便后血，血色褐黯的，是远血，多见于胃肠病。

三、闻排出物气味

大便恶臭，黄色稀便或赤白脓血，为大肠湿热内盛。小儿大便酸臭，伴有不消化食物，为食积内停。大便溏泻，其气腥者为脾胃虚寒。

矢气败卵味，多因暴饮暴食，食滞中焦或肠中有宿屎内停所致。矢气连连，声响不臭，多属肝郁气滞，腑气不畅。月经或产后恶露臭秽，因热邪侵袭胞宫。带下气臭秽，色黄，为湿热下注。带下气腥，色白，为寒湿下注。

四、问大便

健康人一般一日或两日大便一次，为黄色成形软便，排便顺利通畅，如受疾病的影响，其消化功能失职则有黏液及未消化食物等粪便。气血津液失调，脏腑功能失常，即可使排便次数和排便感觉等出现异常。

1. 便次异常　便次异常，是排便次数增多或减少，超过了正常范围，有便秘与泄泻之分。

(1)便秘　即大便秘结。指粪便在肠内滞留过久，排便间隔时间延长，便次减少，通常在4～7 d排便一次，称为便秘。其病机总由大肠传导功能失常所致。可见于胃肠积热，气机郁滞、气血津亏、阴寒凝结等证。

(2)溏泻　又称便溏或泄泻，即大便稀软不成形，甚则呈水样，排便间隔时间缩短，便次增多，每日3～4次以上。由脾胃功能失调、水停肠道、大肠传导亢进所致。可见于脾虚、肾阳虚、肝郁乘脾、伤食、湿热蕴结大肠，感受外邪等证。

2. 排便感觉异常　排便感觉异常，是指排便时有明显不适感觉，病因病机不同，产生的感觉亦不同。

(1)肛门灼热　是指排便时肛门有烧灼感。其病机由大肠湿热蕴结而致。可见于湿热泄泻、暑湿泄泻等证。

(2)排便不爽　即腹痛且排便不通畅爽快，而有滞涩难尽之感。多由肠道气机不畅所致。可见于肝郁犯脾、伤食泄泻、湿热蕴结等证。

(3)里急后重　即腹痛窘迫，时时欲泻，肛门重坠，便出不爽。紧急而不可耐，称里急；排便时，便量极少，肛门重坠，便出不爽，或欲便又无，称后重，二者合而称之里急后重。里急后重是痢疾病证中的一个主症，多因湿热之邪内阻，肠道气滞所致。

(4)滑泻失禁　即久泻不愈，大便不能控制，呈滑出之状，又称“滑泻”。多因久病体虚，脾肾阳虚衰，肛门失约而致。可见于脾阳虚衰、肾阳虚衰或脾肾阳衰等证。

（5）肛门气坠　即肛门有重坠向下之感，甚则肛欲脱出。多因脾气虚衰，中气下陷而致。多见于中气下陷证。

三、收集便秘相关知识

阅读知识链接、查阅相关资料回答下列问题。

1. 什么是便秘？

2. 便秘的病因有哪些？病机如何？

3. 便秘的辨证要点有哪些？

4. 请同学们填写表4-2。

表4-2　便秘的临床表现

项目	望诊	闻诊	问诊	切诊
肠胃积热证				

续表 4-2

项目	望诊	闻诊	问诊	切诊
气机郁滞证				
气虚证				
血虚证				
阴虚证				
阳虚证				

知识链接

脾胃系病证

常见的脾胃系病证有胃痛、痞满、腹痛、呕吐、呃逆、噎膈、泄泻、便秘、痢疾等。以便秘为例叙述。

便秘是指由于大肠传导功能失常导致的以大便排出困难，排便时间或排便间隔时间延长为临床特征的一种大肠病证。

便秘既是一种独立的病证，也是一种在多种急慢性疾病过程中经常出现的症状,本节仅讨论前者。中医药对本病证有着丰富的治疗经验和良好的疗效。

西医学中的功能性便秘,即属本病范畴,肠易激综合征、肠炎恢复期、直肠及肛门疾病所致的便秘,药物性便秘,内分泌及代谢性疾病所致的便秘,以及肌力减退所致的便秘等,可参照本节辨证论治。

【病因病机】

便秘的病因是多方面的,其中主要的有外感寒热之邪,内伤饮食情志,病后体虚,阴阳气血不足等。本病病位在大肠,并与脾、胃、肺、肝、肾密切相关。其病因病机归纳起来,大致可分为如下几个方面。

1. 肠胃积热　素体阳盛,或热病之后,余热留恋,或肺热肺燥,下移大肠,或过食醇酒厚味,或过食辛辣,或过服热药,均可致肠胃积热,耗伤津液,肠道干涩失润,粪质干燥,难以排出,形成所谓“热秘”。

2. 气机郁滞　忧愁思虑,脾伤气结;或抑郁恼怒,肝郁气滞;或久坐少动,气机不利,均可导致腑气郁滞,通降失常,传导失职,糟粕内停,不得下行,或欲便不出,或出而不畅,或大便干结而成气秘。

3. 阴寒积滞　恣食生冷,凝滞胃肠;或外感寒邪,直中肠胃;或过服寒凉,阴寒内结,均可导致阴寒内盛,凝滞胃肠,传导失常,糟粕不行,而成冷秘。

4. 气虚阳衰　饮食劳倦,脾胃受损;或素体虚弱,阳气不足;或年老体弱,气虚阳衰;或久病产后,正气未复;或过食生冷,损伤阳气;或苦寒攻伐,伤阳耗气,均可导致气虚阳衰,气虚则大肠传导无力,阳虚则肠道失于温煦,阴寒内结,便下无力,使排便时间延长,形成便秘。

5. 阴亏血少　素体阴虚,津亏血少;或病后产后,阴血虚少;或失血夺汗,伤津亡血;或年高体弱,阴血亏虚;或过食辛香燥热,损耗阴血,均可导致阴亏血少,血虚则大肠不荣,阴亏则大肠干涩,肠道失润,大便干结,便下困难,而成便秘。

上述各种病因病机之间常常相兼为病,或互相转化,如肠胃积热与气机郁滞可以并见,阴寒积滞与阳气虚衰可以相兼;气机郁滞日久化热,可导致热结;热结日久,耗伤阴津,又可转化成阴虚等。然而,便秘总以虚实为纲,冷秘、热秘、气秘属实,阴阳气血不足所致的虚秘则属虚。虚实之间可以转化，可由虚转实，可因虚致实，而虚实并见。归纳起来，形成便秘的基本病机是邪滞大肠，腑气闭塞不通或肠失温润，推动无力，导致大肠传导功能失常。

【临床表现】

本病主要临床特征为大便排出困难，排便时间和(或)排便间隔时间延长，粪质多干硬。其表现或粪质干硬，排出困难，排便时间、排便间隔时间延长，大便次数减少，常三五日、七八日，甚至更长时间解一次大便，每次解大便常需半小时或更长时间，常伴腹胀腹痛，头晕头胀，嗳气食少，心烦失眠等症；常由于排便努挣导致肛裂、出血，日久还可引起痔疮，而排便间隔时间可能正常；或粪质并不干硬，也有便意，但排便无力，排出不畅，常需努挣，排便时间延长，多伴有汗出、气短乏力、心悸头晕等症状。由于燥屎内结，可在左下腹扪及质地较硬的条索状包块，排便后消失。本病起病缓慢，多属慢性病变过程，多发于中老年人和女性。

【诊断】

1. 大便排出困难，排便时间和(或)排便间隔时间延长，粪质多干硬。起病缓慢，多属慢性病变过程。

2. 常伴有腹胀腹痛，头晕头胀，嗳气食少，心烦失眠，肛裂，出血，痔疮，以及汗出，气短乏力，心悸、头晕等症状。

3. 发病常与外感寒热，内伤饮食情志，脏腑失调，坐卧少动，年老体弱等因素有关。

4. 纤维结肠镜等有关检查，常有助于便秘的诊断和鉴别诊断。

【辨证论治】

1. 辨证要点　辨寒热虚实：粪质干结，排出艰难，舌淡苔白滑，多属寒；粪质干燥坚硬，便下困难，肛门灼热，舌苔黄燥或垢腻，则属热；年高体弱，久病新产，粪质不干，欲便不出，便下无力，心悸气短，腰膝酸软，四肢不温，舌淡苔白，或大便干结，潮热盗汗，舌红无苔，脉细数，多属虚；年轻气盛，腹胀腹痛，嗳气频作，面赤口臭，舌苔厚，多属实。

2. 治疗原则　根据便秘实证邪滞大肠，腑气闭塞不通；虚证肠失温润，推动无力，导致大肠传导功能失常的基本病机，其治疗当分虚实而治，原则是实证以祛邪为主，据热、冷、气秘之不同，分别施以泻热、温散、理气之法，辅以导滞之品，标本兼治，邪去便通；虚证以养正为先,依阴阳气血亏虚的不同,主用滋阴养血、益气温阳之法,酌用甘温润肠之药,标本兼治,正盛便通。六腑以通为用,大便干结,解便困难,可用下法,但应在辨证论治基础上以润下为基础,个别证型虽可暂用攻下之药,也以缓下为宜,以大便软为度,不得一见便秘,便用大黄、芒硝、巴豆、牵牛之属。

3. 分证论治

(1) 实秘

1) 肠胃积热

症状:大便干结,腹胀腹痛,面红身热,口干口臭,心烦不安,小便短赤,舌红苔黄燥,脉滑数。

治法:泻热导滞,润肠通便。

方药:麻子仁丸。

2) 气机郁滞

症状:大便干结,或不甚干结,欲便不得出,或便而不畅,肠鸣矢气,腹中胀痛,胸胁满闷,嗳气频作,饮食减少,舌苔薄腻,脉弦。

治法:顺气导滞。

方药:六磨汤。

3) 阴寒积滞

症状:大便艰涩,腹痛拘急,胀满拒按,胁下偏痛,手足不温,呃逆呕吐,舌苔白腻,脉弦紧。

治法:温里散寒,通便导滞。

方药:大黄附子汤。

(2) 虚秘

1) 气虚

症状:粪质并不干硬,也有便意,但临厕排便困难,需努挣方出,挣得汗出短气,便后乏力,体质虚弱,面白神疲,肢倦懒言,舌淡苔白,脉弱。

治法:补气润肠,健脾升阳。

方药:黄芪汤。

2) 血虚

症状:大便干结,排出困难,面色无华,心悸气短,健忘,口唇色淡,脉细。

治法:养血润肠。

方药:润肠丸。

3)阴虚

症状:大便干结,如羊屎状,形体消瘦,头晕耳鸣,心烦失眠,潮热盗汗,腰酸膝软,舌红少苔,脉细数。

治法:滋阴润肠通便。

方药:增液汤。

4)阳虚

症状:大便或干或不干,皆排出困难,小便清长,面色㿠白,四肢不温,腹中冷痛,得热痛减,腰膝冷痛,舌淡苔白,脉沉迟。

治法:温阳润肠。

方药:济川煎。

便秘尚有外导法,如《伤寒论》中的蜜煎导法,对于大便干结坚硬者,皆可配合使用。

【转归预后】

由于腑气不通,浊气不降,便秘常可引起腹胀、腹痛、头晕头胀、食欲减退、睡眠不安等症,便秘日久,可引起肛裂、痔疮。便秘一病,若积极治疗,并结合饮食、情志、运动等调护,多能在短期内治愈,年老体弱及产后病后等体虚便秘,多为气血不足,阴寒凝聚,治疗宜缓缓图之,难求速效。

【预防与调摄】

应注意饮食调节,便干量少者,适当多食富含纤维素的粗粮、蔬菜、水果,避免辛辣燥火之食。增加体力活动,加强腹肌锻炼,避免久坐少动。应保持心情舒畅,戒忧思恼怒。养成定时排便的习惯。

活动三　制定方案：制定便秘的辨证及用药指导方案

学习目标

通过该活动，学生能够制定出正确的方案，增强团队合作和主动解决问题的能力。

建议课时

2 课时。

活动过程

本活动通过三步完成：第一步收集常用治疗原则及治疗方法，第二步选择便秘的常用治法，第三步确定情景案例中患者的证型及治法。

活动内容

一、收集常用治疗原则及治疗方法

查阅资料，回答下列问题。

1. 何谓虚则补之？

2. 何谓实则泻之?

3. 攻下法是通过通便、下积、泻实、逐水以攻逐邪实,荡涤肠胃,排除积滞的治法,又称______。广泛应用于燥屎、积滞、实热及水饮等______。其适用范围因证候不同,可分为寒下、温下、润下及逐水等法。

(1)寒下适用于__________实证,有下燥屎、泻实热等作用。

(2)温下适用于脏腑间寒冷积滞的______证,有温里逐寒泻实的作用。

(3)润下适用于热盛伤津,或病后津亏,或年老津涸,或产后血虚的便秘等。

(4)逐水适用于__________,以及水肿、臌胀等病证邪气过盛者。

4. 攻下法的注意事项

(1)攻下法适用于______,误用之易损伤正气。凡邪在表或邪在半表半里一般不可下;阳明病腑未实者不可下;高年津枯便秘,或素体虚弱,阳气衰弱而大便艰难者,不宜用______;妇女妊娠或行经期间,皆应______下法。

(2)下法以邪去为度,不宜过量,以防______受伤。如大便已通,或痰、瘀、水、积已随泻解,则减量或______下剂。

二、选择便秘的常用治法

查阅资料,结合知识链接,回答下列问题。

1. 肠胃积滞便秘的治法为__________________________。
2. 气机郁滞便秘的治法为__________________________。
3. 气虚便秘的治法为______________________________。
4. 血虚便秘的治法为______________________________。

三、确定情景案例中患者的证型及治法

查阅相关资料,结合知识链接,写出情景案例中患者便秘的证型及治法(表4-3)。

表 4–3　便秘的证型及治法

证型	
诊断依据	
治疗方法	
推荐方药	

活动四 实施：对便秘患者进行用药指导

学习目标

通过该活动，学生能够对便秘患者进行用药指导。

建议课时

4 课时。

活动过程

本活动通过两步完成：第一步收集中药相关知识，第二步对该证型的便秘患者进行用药指导。

活动内容

一、收集中药相关知识

查阅相关资料，回答以下问题。

1. 五味中苦味能泄、能燥。泄的含义较广，有指______的，如大黄泻下通便，用于__________；有指______的，如杏仁降泄肺气，用于__________之咳喘；有指______的，如栀子、黄芩清热泻火，用于火热上炎。燥即________，用于________。

2. 凡能____的药物，称为泻下药。

3. 泻下药一般可分____________、______________和____________三类。

4. 常用的攻下药有____。

5. 常用的润下药有____。

二、便秘患者的用药指导

以小组为单位，根据所制定的方案，对该患者进行用药指导。

1. 请演示对情景案例中的患者进行辨证的过程。

2. 结合辨证结果，请对患者进行用药指导。

活动五 总结与拓展：总结便秘的中医药知识及拓展相关任务

学习目标

通过该活动，能够完成相关拓展任务，学生初步形成爱岗敬业的态度和社会责任感。

建议课时

4 课时。

活动过程

本活动通过四步完成：第一步总结常见便秘的检索资源，第二步总结便秘的相关内容，第三步任务拓展，第四步完成对本学习任务的评价。

活动内容

一、总结常见便秘的检索资源

1. 对便秘的病因病机进行了系统而深入论述的书籍是______________。
2. 检索便秘的关键词有__________、____________、______________。

二、总结便秘的相关内容

1. 便秘的证型有哪些？其症状是什么？

2. 便秘常见的预防与调摄方法有哪些?

三、任务拓展

你在某大型连锁药店工作期间接待了患者陈某,经过问询,患者陈某的情况如下:

陈某,女,43 岁,湖南岳阳人,已婚。因“腹痛腹泻 1 d,于 2014 年 7 月 18 日”入院。患者因 7 月 17 日中午与朋友聚会,饮食过度,傍晚时即腹胀腹痛,时时欲解大便,泻下急迫,粪色黄褐,气味秽臭,粪质稀薄,肛门灼热,烦热口渴,小便短赤,遂来院诊治。T 38 ℃,P 84 次/min,R 24 次/min,BP 146/88 mmHg,肠鸣音亢进,舌苔黄腻,脉滑数。血常规:WBC 11.5×10^9/L,N 95%,L 30%。大便常规:粪质稀薄,粪色黄褐,WBC 1~4 个/HP。

请你结合患者陈某的临床表现完成下列任务:

1. 对患者陈某进行中医辨证。
2. 对患者陈某进行用药指导。

四、评价

综合素质评价见表 4-4。

表 4-4 综合素质评价

项次	项目要求		配分	评分细则	自评得分	小组评价	教师评价
1. 职业素养（40 分）	纪律情况（15 分）	按时到岗，不早退	5	违反规定，每次扣 5 分			
		积极思考，回答问题	5	根据上课统计情况得 1～5 分			
		三有一无（有本、笔、书，无手机）	5	违反规定每项扣 3 分			
		执行教师命令	0	此为否定项，违规酌情扣 10～100 分，违反校规按校规处理			
	职业道德（10 分）	能与他人合作	3	不符合要求不得分			
		主动帮助同学	3	主动帮助同学得 3 分，被动帮助同学得 1 分			
		追求完美	4	对工作精益求精且效果明显得 4 分，对工作认真得 3 分，其余不得分			
	5S（10 分）	桌面、地面整洁	5	自己的工位桌面、地面整洁无杂物得 5 分，不合格不得分			
		物品定置管理	5	按定置要求放置得 5 分，其余不得分			
	快速阅读能力（5 分）		5	能快速准确明确任务要求并清晰表达得 5 分，能主动沟通在指导后达标得 3 分，其余不得分			
2. 职业能力（40 分）	便秘辨证要点（10 分）		10	能全部掌握得 10 分，部分掌握得 3～7 分，不清楚不得分			
	查询常用便秘用药（20 分）	便秘常用药	20	能全部掌握得 20 分，部分掌握得 5～15 分，不清楚不得分			
	任务拓展（10 分）	能按便秘的用药指导方案进行相关疾病方案设计及制作	10	能进行完整的方案设计得 10 分，设计不完整得 3～7 分，不实施不得分			

续表 4-4

<table>
<tr><td>项次</td><td colspan="2">项目要求</td><td>配分</td><td>评分细则</td><td>自评得分</td><td>小组评价</td><td>教师评价</td></tr>
<tr><td rowspan="4">3. 工作页完成情况（20 分）</td><td rowspan="4">按时完成工作页（20 分）</td><td>及时提交</td><td>5</td><td>按时提交 5 分，迟交不得分</td><td></td><td></td><td rowspan="4"></td></tr>
<tr><td>内容完成程度</td><td>5</td><td>按完成情况分别得 1 ~5 分</td><td></td><td></td></tr>
<tr><td>回答准确率</td><td>5</td><td>视准确率情况分别得 1 ~5 分</td><td></td><td></td></tr>
<tr><td>有独到的见解</td><td>5</td><td>视见解程度分别得 1 ~5 分</td><td></td><td></td></tr>
<tr><td colspan="5">总分</td><td></td><td></td><td></td></tr>
<tr><td colspan="5">加权平均（自评 20%，小组评价 30%，教师 50%）</td><td colspan="3"></td></tr>
<tr><td colspan="4">教师评价签字：</td><td colspan="4">组长签字：</td></tr>
<tr><td colspan="8">请你根据以上打分情况，对本任务中的工作和学习状态进行总体评述（从职业素养的自我提升方面、职业能力的提升方面进行评述，分析自己的不足之处，描述对不足之处的改进措施）：</td></tr>
<tr><td colspan="8">教师指导意见：</td></tr>
</table>

任务五 胃痛的中医药认知

任务书

【情景案例】

你在某大型连锁药店工作期间接待了患者吴某，经过问询，患者吴某的情况如下：

吴某，男，40岁，司机，初诊。患者性情急躁，饮食无规律，长期以来发现上腹部近心窝处疼痛，曾在某医院做胃镜检查是“十二指肠球部溃疡”，服用雷尼替丁等药物能缓解症状。但近半个月来旧病复发，以上腹部胀痛为主，牵扯及两胁，情志不遂时可加重，伴嗳气，大便不畅。T 36.5 ℃，P 69 次/min，R 16 次/min，BP 120/70 mmHg。面容痛苦，精神不振，腹部平软，肠鸣音正常，舌质淡红，苔薄白，脉弦。血常规正常，大便常规正常。

请你结合患者吴某的临床表现完成下列任务：

1. 对患者吴某进行中医辨证。

2. 对患者吴某进行用药指导。

学习目标

1. 能够对胃痛患者进行辨证分型。

2. 能够对胃痛患者进行用药指导。

3. 对脾胃系病证有初步认知。

4. 能灵活使用各种工具查阅资料，有团队合作精神和主动解决问题的能力。

5. 形成爱岗敬业的态度和社会责任感。

建议课时

20课时。活动名称及课时分配见表5-1。

表5-1　活动名称及课时分配

活动序号	活动名称	课时安排	备注
1	获取任务	2	
2	资料收集	8	
3	制定方案	2	
4	实施	4	
5	总结与拓展	4	

活动一 获取任务:识读胃痛患者案例

学习目标

通过该活动,学生能够正确识读任务书。

建议课时

2 课时。

活动过程

本活动通过两步完成:第一步找出任务书中的关键词,第二步正确识读任务书。

活动内容

通过识读任务书,完成下列问题。

1. 请同学们用红笔画出情景案例中的关键词,并把关键词写在下面横线上。

____

____

____

2. 请同学们查阅资料并完成下列内容。

上述患者的主诉是________________________________。

引起发病的病因是________________________________。

诱因是____。

案例中 BP 是指______,正常值为____________。

活动二　资料收集：收集胃痛相关的中医学知识

学习目标

通过该活动，学生能正确对胃痛患者进行辨证分型。

建议课时

8 课时。

活动过程

本活动通过三步完成：第一步收集中医基础相关知识，第二步收集中医诊断相关知识，第三步收集胃痛相关知识。

活动内容

一、收集中医基础相关知识

阅读知识链接、查阅相关资料回答下列问题。

1. 肝的生理功能包括____________、____________、__________。

2. 肝在体合__________；开窍于______，其华在______；在液为______；在志为______；在五行属______。

3. 肝主疏泄在人体生理活动中的主要作用有哪些？

4. 胃的生理功能包括____________、____________；有“____________”“____________”之称；如果胃的腐熟功能低下，就出现____________、____________等食滞胃脘之候。

5. 胃的生理特性是什么？

6. 脾与胃有什么关系？

7. 试述肝与脾胃的关系(从五行角度)。

8. 何谓气滞证？

知识链接

一、肝

(一)肝的位置

肝位于腹部,横膈之下,右胁下而偏左,与胆、目、筋、爪等构成肝系统。主疏泄、藏,喜条达而恶抑郁,体阴用阳,在五行属木,为阴中之阳,肝与四时之春相应(图5-1)。

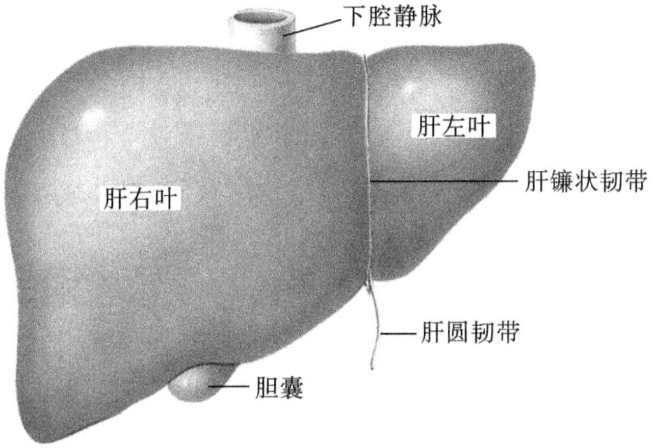

图5-1　人体的肝脏结构

(二)肝的生理功能

1. 肝主疏泄　是指肝具有疏通、舒畅、条达以保持全身气机疏通畅达,通而不滞,散而不郁的作用。肝主疏泄是保证机体多种生理功能正常发挥的重要条件。疏,即疏通、疏导。泄,即升发、发泄。疏泄,升发发泄,疏通。

肝主疏泄在人体生理活动中的主要作用如下:

(1)调畅气机　肝主疏泄的生理功能,总的是关系到人体全身的气机调畅。气机,即气的升降出入运动。升降出入是气化作用的基本形式。人体是一个不断地发生着升降出入的气化作用的机体。气化作用的升降出入过程是通过脏腑的功能活动而实现的。人体脏腑经络、气血津液、营卫阴阳,无不赖气机升降出入而相互联系,维持其正常的生理功能——肝的疏泄功能,对全身各脏腑组织的气机升降出入之间的平衡协调起着重要的疏通调节作用。因此,肝的疏泄功能正常，则气机调畅、气血和调、经络通利，脏腑组织的活动也就正常协调。

(2)调节精神情志　情志，即情感、情绪，是指人类精神活动中以反映情感变化为主的一类心理过程。肝通过其疏泄功能对气机的调畅作用，可调节人的精神情志活动。人的精神情志活动除由心神所主宰外还与肝的疏泄功能密切相关，故向有“肝主谋虑”之说。谋虑就是谋思虑，深谋熟虑。肝主谋虑就是肝辅佐心神参与调节思维、情绪等神经精神活动的作用。在正常生理情况下，肝的疏泄功能正常，肝气升发，既不亢奋，也不抑郁，舒畅条达，则人就能较好地协调自身的精神情志活动，表现为精神愉快，心情舒畅，理智清朗，思维灵敏，气和志达，血气和平。若肝失疏泄，则易于引起人的精神情志活动异常。疏泄不及，则表现为抑郁寡欢、多愁善虑等。疏泄太过，则表现为烦躁易怒、头胀头痛、面红目赤等。

肝主疏泄失常与情志失常，往往互为因果。肝失疏泄而情志异常，称之为因郁致病。因情志异常而致肝失疏泄，称之为因病致郁。

(3)促进消化吸收　脾胃是人体主要的消化器官。胃主受纳，脾主运化。肝主疏泄是保持脾胃正常消化吸收的重要条件。肝对脾胃消化吸收功能的促进作用，是通过协调脾胃的气机升降和分泌、排泄胆汁而实现的。

协调脾胃的气机升降：胃气主降，受纳腐熟水谷以输送于脾；脾气主升，运化水谷精微以灌溉四旁。脾升胃降构成了脾胃的消化运动。肝的疏泄功能正常，是保持脾胃升降枢纽能够协调不紊的重要条件。肝属木，脾胃属土，土得木而达。“木之性主乎疏泄。食气入胃，全赖肝木之气以疏泄之，则水谷乃化。设肝不能疏泄水谷，渗泄中满之证在所难免。”(《血证论·脏腑病机论》)可见，饮食的消化吸收与肝的疏泄功能有密切关系，故肝的疏泄功能，既可以助脾之运化，使清阳之气升发，水谷精微上归于肺，又能助胃之受纳腐熟，促进浊阴之气下降，使食糜下达于小肠。若肝失疏泄，犯脾克胃，必致脾胃升降失常，临床上除具肝气郁结的症状外，既可出现胃气不降的嗳气脘痞、呕恶纳减等肝胃不和症状，又可出现脾气不升的腹胀、便溏等肝脾不调的症状。故曰：“肝气一动，即乘脾土，作痛作胀，甚则作泻，又或上犯胃土，气逆作呕，两胁痛胀。”(《知医必辨·论肝气》)

分泌排泄胆汁：胆附于肝，内藏胆汁，胆汁具有促进消化的作用。胆汁是肝之余气积聚而成。胆汁来源于肝，储藏于胆，胆汁排泄到肠腔内，以助食物的消化吸收。肝的疏泄功能正常，则胆汁能正常地分泌和排泄，有助于脾胃的消化吸收。如果肝气郁结，影响胆汁的分泌和排泄，可导致脾胃的消化吸收障碍，出现胁痛、口苦、纳食不化，甚至黄疸等。总之，脾为阴中之至阴，非阴中之阳不升，土有敦厚之性，非曲直之木不达。肝气升发，疏达中土，以助脾之升清运化，胃之受纳腐熟。

(4)维持气血运行　肝的疏泄能直接影响气机调畅。只有气机调畅，才能充分发挥心主血脉、肺助心行血、脾统摄血液的作用，从而保证气血的正常运行。所以肝气舒畅条达，血液才得以随之运行，藏泄适度。

(5)调节水液代谢　水液代谢的调节主要是由肺、脾、肾等脏腑共同完成的，但与肝也有密切关系。因肝主疏泄，能调畅三焦的气机，促进上、中、下三焦，肺、脾、肾三脏调节水液代谢的功能，即通过促进脾之运化水湿、肺之布散水津、肾之蒸化水液，以调节水液代谢。

(6)调节性与生殖。

2. 肝藏血生血略。

二、胃

(一)胃的解剖形态

1. 胃的解剖位置　胃位于膈下，腹腔上部，上接食管，下通小肠。胃腔称为胃脘，分上、中、下三部：胃的上部为上脘，包括贲门；下部为下脘，包括幽门；上下脘之间名为中脘。贲门上接食管，幽门下接小肠，为饮食物出入胃腑的通道。

2. 胃的形态结构　胃的外形为屈曲状，有大弯、小弯、胃底、胃体(图 5-2)。

(二)胃的生理功能

1. 胃主受纳水谷　受纳是接受和容纳之意。胃主受纳是指胃接受和容纳水谷的作用。饮食入口，经过食管，容纳并暂存于胃腑，这一过程称之为受纳，故称胃为“太仓”“水谷之海”。

胃主受纳功能是胃主腐熟功能的基础，也是整个消化功能的基础。若胃有病变，就会影响胃的受纳功能，而出现纳呆、厌食、胃脘胀闷等症状。

胃主受纳功能的强弱，取决于胃气的盛衰，反映于能食与不能食。能食，则胃的受纳功能强；不能食，则胃的受纳功能弱。

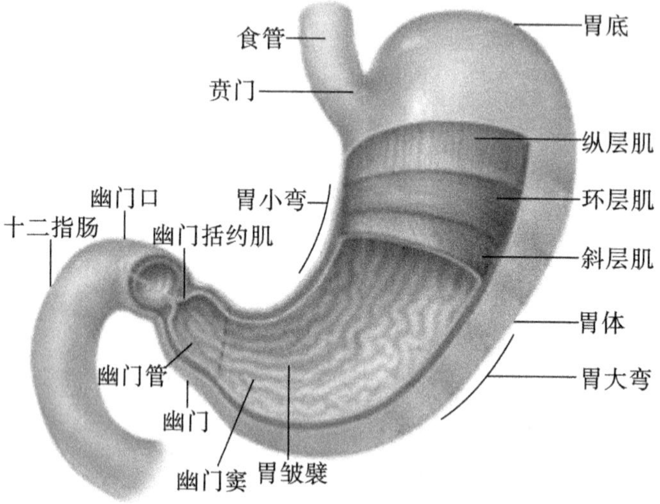

图 5-2　人体的胃结构

2. 胃主腐熟水谷　腐熟是饮食物经过胃的初步消化，形成食糜的过程。胃主腐熟指胃将食物消化为食糜的作用。胃接受由口摄入的饮食物并使其在胃中短暂停留，进行初步消化，依靠胃的腐熟作用，将水谷变成食糜。如果胃的腐熟功能低下，就出现胃脘疼痛、嗳腐食臭等食滞胃脘之候。

二、收集中医诊断相关知识

阅读知识链接、查阅相关资料回答下列问题。

1. 弦脉的主病有________________。

2. 胀痛的特点是________________，多由________________所致。

3. 刺痛的特点是________________，多因________________所致。

4. 询问患者的食欲与食量，可以判断患者________的强弱，疾病的轻重及预后；饥不欲食可见于________证；多食易饥可见于________、________等证，也可见于________病。

5. 嗳气是指________________________，多由____________所致；呃逆是指________________________，多由____________所致。

6. 何谓除中？

知识链接

一、问疼痛

询问疼痛的部位，可以判断疾病的位置及相应经络脏腑的变化情况。

1. 头痛　整个头部或头的前后、两侧部位的疼痛，皆称头痛。外感内伤皆可引起头痛。头部不同部位的疼痛，一般与经络分布有关，如头项痛属太阳经病，前额痛属阳明经病，头侧部痛属少阳经病，头顶痛属厥阴经病，头痛连齿属少阴经病。

2. 胸痛　是指胸部正中或偏侧疼痛的自觉症状。

3. 胁痛　是指胁一侧或两侧疼痛。因胁为肝胆所居，又是肝胆经脉循行分布之处。故胁痛多属肝胆及其经脉的病变。

4. 胃脘痛　胃脘，包括整个胃体。胃上口贲门称上脘，胃下口幽门称下脘，界于上下口之间的胃体称中脘。胃脘痛即指胃痛而言。凡寒、热、食积、气滞等病因及机体脏腑功能失调累及于胃，皆可影响胃的气机通畅，而出现疼痛症状。

5. 腹痛　腹部范围较广，可分为大腹、小腹、少腹三部分。

6. 腰痛　根据疼痛的性质可以判断致病的原因。

7. 背痛　根据疼痛的部位及性质可以判断疼痛的病位和病因。

8. 四肢痛　四肢痛，多由风寒湿邪侵犯经络、肌肉、关节，阻碍其气血运行所致。

9. 周身痛　周身痛是指四肢、腰背等处皆有疼痛感觉。

二、问食欲与食量

询问患者的食欲与食量，可以判断患者脾胃功能的强弱，疾病的轻重及预后。

1. 食欲减退与厌食　食欲减退，又称“纳呆”“纳少”，即患者不思进食。厌食又称恶食即厌恶食物。不思饮食与厌恶食物大体上有两种情况：一是不知饥饿不欲食，二是虽饥亦不欲食或厌恶食物。二者病机均属脾胃不和及消化吸收功能减弱所致。

(1)食欲减退，患者不欲食，食量减少，多见于脾胃气虚、湿邪困脾等证。

(2)厌食，多因伤食而致。若妇女妊娠初期，厌食呕吐者，为妊娠恶阻。

(3)饥不欲食，是患者感觉饥饿而又不想进食，或进食很少，亦属食欲减退范畴。可见于胃阴不足证。

2. 多食易饥　是患者食欲亢进，食量较多，食后不久即感饥饿，又称为“消谷善饥”，临床多伴有身体逐渐消瘦等症状。可见于胃火亢盛、胃强脾弱等证。亦可见于消渴病。

3. 偏嗜　是指嗜食某种食物或某种异物。其中偏嗜异物者，又称异嗜，若小儿异嗜，喜吃泥土、生米等异物，多属虫积。若妇女已婚停经而嗜食酸味，多为妊娠。

询问食欲与食量时，还应注意进食情况如何。如患者喜进热食，多属寒证；喜进冷食，多属热证。进食后稍安，多属虚证；进食后加重，多属实证或虚中夹实证。疾病过程中，食欲渐复，表示胃气渐复，预后良好；反之，食欲渐退，食量渐减，表示胃气渐衰，预后多不良。若病重不能食，突然暴食，食量较多，是脾胃之气将绝的危象，称“除中”。实际上是中气衰败，死亡前兆，属“回光返照”的一种表现。

三、收集胃痛相关知识

阅读知识链接、查阅相关资料回答下列问题。

1. 什么是胃痛?

2. 胃痛的病因有哪些？病机是什么？

3. 胃痛的辨证要点有哪些？

4. 请同学们填写表5-2。

表5-2　胃痛的临床表现

项目	望诊	闻诊	问诊	切诊（脉象）
寒邪客胃				
饮食停滞				
肝气犯胃				

续表 5-2

项目	望诊	闻诊	问诊	切诊(脉象)
瘀血停滞				
胃阴亏虚				
脾胃虚寒				

知识链接

胃 痛

胃痛是由于胃气阻滞,胃络瘀阻,胃失所养,不通则痛导致的以上腹胃脘部发生疼痛为主症的一种脾胃肠病证。胃痛,又称胃脘痛。

本病在脾胃肠病证中最为多见,人群中发病率较高,中药治疗效果颇佳。

本病证以胃脘部疼痛为主症,西医学中的急性胃炎、慢性胃炎、消化性溃疡、胃痉挛、胃下垂、胃黏膜脱垂症、胃神经官能症等疾病,当其以上腹部胃脘疼痛为主要临床表现时,均可参照本节辨证论治。

【病因病机】

胃痛的病因主要为外感寒邪,饮食所伤,情志不遂,脾胃虚弱等。

1. 寒邪客胃　寒属阴邪,其性凝滞收引。胃脘上部以口与外界相通,气候寒冷,寒邪由口吸入,或脘腹受凉,寒邪直中,内客于胃,或服药苦寒太过,或寒食伤中,致使寒凝气滞,胃气失和,胃气阻滞,不通则痛。

2. 饮食伤胃　胃主受纳腐熟水谷，其气以和降为顺，故胃痛的发生与饮食不节关系最为密切。若饮食不节，暴饮暴食，损伤脾胃，饮食停滞，致使胃气失和，胃中气机阻滞，不通则痛；或五味过极，辛辣无度，或恣食肥甘厚味，或饮酒如浆，则伤脾碍胃，蕴湿生热，阻滞气机，以致胃气阻滞，不通则痛，皆可导致胃痛。

3. 肝气犯胃　脾胃的受纳运化，中焦气机的升降，有赖于肝之疏泄，《素问·宝命全形论篇》所说的"土得木而达"即是这个意思。所以病理上就会出现木旺克土，或土虚木乘之变。忧思恼怒，情志不遂，肝失疏泄，肝郁气滞，横逆犯胃，以致胃气失和，胃气阻滞，即可发为胃痛。

4. 脾胃虚弱　脾与胃相表里，同居中焦，共奏受纳运化水谷之功。脾气主升，胃气主降，胃之受纳腐熟，赖脾之运化升清，所以胃病常累及于脾，脾病常累及于胃。若素体不足，或劳倦过度，或饮食所伤，或过服寒凉药物，或久病脾胃受损，均可引起脾胃虚弱，中焦虚寒，致使胃失温养，发生胃痛。

本病病因，初则多由外邪、饮食、情志不遂所致，病因多单一，病机也单纯，常见寒邪客胃、饮食停滞、肝气犯胃、肝胃郁热、脾胃湿热等证候，表现为实证；久则常见由实转虚。本病的病位在胃，与肝、脾关系密切，也与胆肾有关。基本病机为胃气阻滞，胃络瘀阻，胃失所养，不通则痛。

【临床表现】

胃痛的部位在上腹部胃脘处，俗称心窝部。其疼痛的性质表现为胀痛、隐痛、刺痛、灼痛、闷痛、绞痛等，常因病因病机的不同而异，其中尤其以胀痛、隐痛、刺痛常见。可有压痛，按之其痛或增或减，但无反跳痛。其痛有呈持续性者，也有时作时止者。其痛常因寒暖失宜，饮食失节，情志不舒，劳累等诱因而发作或加重。本病证常伴有食欲不振，恶心、呕吐，吞酸嘈杂等症状。

【诊断】

1. 上腹胃脘部疼痛及压痛。

2. 常伴有食欲不振、胃脘痞闷胀满、恶心呕吐、吞酸嘈杂等胃气失和的症状。

3. 发病常由饮食不节、情志不遂、劳累、受寒等诱因引起。

4. 上消化道X射线钡餐透视、纤维胃镜及病理组织学等检查，查见胃、十二指肠黏膜炎症、溃疡等病变，有助于诊断。

【辨证论治】

1. 辨证要点

(1)辨寒热　寒证胃痛多见胃脘冷痛，因饮冷受寒而发作或加重，得热则痛减，遇寒则痛增，伴有面色㿠白，口干不渴，舌淡，苔白等症；热证胃痛多见胃脘灼热疼痛，进食辛辣燥热食物易于诱发或加重，喜冷恶热，胃脘得凉则舒，伴有口干口渴，大便干结，舌红，苔黄少津，脉数等症。

(2)辨虚实　虚证胃痛多见于久病体虚者，其胃痛隐隐，痛势徐缓而无定处，或摸之未得其所，时作时止，痛而不胀或胀而时减，饥饿或过劳时易诱发疼痛或致疼痛加重，揉按或得食则疼痛减轻，伴有食少乏力，脉虚等证；实证胃痛多见于新病体壮者，其胃痛兼胀，表现为胀痛、刺痛，痛势急剧而拒按，痛有定处，食后痛甚，伴有大便秘结，脉实等症。

(3)辨气血　初痛在气，久痛在血。胃痛且胀，以胀为主，痛无定处，时痛时止，常由情志不舒引起，伴胸脘痞满，喜叹息，得嗳气或矢气则痛减者，多属气分；胃痛久延不愈，其痛如刺如锥，持续不解，痛有定处，痛而拒按，伴食后痛增，舌质紫暗，舌下脉络紫暗迂曲者，多属血分。

2. 治疗原则　胃痛的治疗，以理气和胃止痛为基本原则。旨在疏通气机，恢复胃腑和顺通降之性，通则不痛，从而达到止痛的目的。胃痛属实者，治以祛邪为主，根据寒凝、食停、气滞、郁热、血瘀、湿热之不同，分别用温胃散寒、消食导滞、疏肝理气、泄热和胃、活血化瘀、清热化湿诸法；属虚者，治以扶正为主，根据虚寒、阴虚之异，分别用温中益气、养阴益胃之法。虚实并见者，则扶正祛邪之法兼而用之。

3. 分证论治

(1)寒邪客胃

症状：胃痛暴作，甚则拘急作痛，得热痛减，遇寒痛增，口不渴，或喜热饮，苔薄白，脉弦紧。

治法：温胃散寒，理气止痛。

方药：良附丸。

(2)饮食停滞

症状:暴饮暴食后,胃脘疼痛,胀满不消,疼痛拒按,得食更甚,嗳腐吞酸,或呕吐不消化食物,其味腐臭,吐后痛减,不思饮食或厌食,大便不爽,得矢气及便后稍舒,舌苔厚腻,脉滑有力。

治法:消食导滞,和胃止痛。

方药:保和丸。

(3)肝气犯胃

症状:胃脘胀满,攻撑作痛,脘痛连胁,胸闷嗳气,喜长叹息,大便不畅,得嗳气、矢气则舒,遇烦恼郁怒则痛作或痛甚,苔薄白,脉弦。

治法:疏肝理气,和胃止痛。

方药:柴胡疏肝散。

(4)肝胃郁热

症状:胃脘灼痛,痛势急迫,喜冷恶热,得凉则舒,心烦易怒,泛酸嘈杂,口干口苦,舌红少苔,脉弦数。

治法:疏肝理气,泄热和中。

方药:丹栀逍遥散合左金丸。

(5)瘀血停滞

症状:胃脘疼痛,痛如针刺刀割,痛有定处,按之痛甚,食后加剧,入夜尤甚,或见吐血、黑便,舌质紫暗或有瘀斑,脉涩。

治法:活血化瘀,理气止痛。

方药:失笑散合丹参饮。

(6)脾胃湿热

症状:胃脘灼热疼痛,嘈杂泛酸,口干口苦,渴不欲饮,口甜黏浊,食甜食则冒酸水,纳呆恶心,身重肢倦,小便色黄,大便不畅,舌苔黄腻,脉象滑数。

治法:清热化湿,理气和中。

方药:清中汤。

(7)胃阴亏虚

症状:胃脘隐隐灼痛,似饥而不欲食,口燥咽干,口渴思饮,消瘦乏力,大便干结,舌红少津或光剥无苔,脉细数。

治法:养阴益胃,和中止痛。

方药:益胃汤合芍药甘草汤。

(8)脾胃虚寒

症状:胃痛隐隐,绵绵不休,冷痛不适,喜温喜按,空腹痛甚,得食则缓,劳累或食冷或受凉后疼痛发作或加重,泛吐清水,食少,神疲乏力,手足不温,大便溏薄,舌淡苔白,脉虚弱。

治法:温中健脾,和胃止痛。

方药:黄芪建中汤。

【转归预后】

病之初多属实证,表现为寒凝、食积、气滞之候;病情发展,寒邪郁久化热,或食积日久,蕴生湿热,或气郁日久化火,气滞而致血瘀,可出现寒热互结等复杂证候;且日久耗伤正气,则可由实转虚,而转为阳虚、阴虚,或转为虚劳之证。某些病例尚可因气滞血瘀,瘀久生痰,痰瘀互结,内生积块;或因血热妄行,久瘀伤络,或脾不统血,引起吐血、便血等,皆属胃痛的常见转归。胃痛预后一般较好,实证治疗较易,邪气去则胃气安;虚实并见者则治疗难度较大,且经常反复发作。若影响进食,化源不足,则正气日衰,形体消瘦。若伴有吐血、便血,量大难止,兼见大汗淋漓,四肢不温,脉微欲绝者,为气随血脱的危急之候,如不及时救治,亦可危及生命。

【预防与调摄】

对胃脘痛患者,要重视生活调摄,尤其是饮食与精神方面的调摄。饮食以少食多餐,营养丰富,清淡易消化为原则,不宜饮酒及过食生冷、辛辣食物,切忌粗硬饮食、暴饮暴食,或饥饱无常;应保持精神愉快,避免忧思恼怒及情绪紧张;注意劳逸结合,避免劳累,病情较重时,需适当休息,这样可减轻胃痛和减少胃痛发作,进而达到预防胃痛的目的。

活动三　制定方案：制定胃痛的辨证及用药指导方案

学习目标

通过该活动，学生能够制定出正确方案，增强团队合作和主动解决问题的能力。

建议课时

2 课时。

活动过程

本活动通过三步完成：第一步收集常用的治疗原则及治疗方法，第二步选择胃痛的常用治法，第三步确定情景案例中患者的证型及治法。

活动内容

一、收集常用的治疗原则及治疗方法

查阅资料，回答下列问题。

1. 和解法是通过调和、协调的方式治疗表里间、脏腑间病变的治法，又称________。和解法的内容非常丰富，应用也很广泛，习惯上将________、________、________视为和解法的应用范围。其适用范围有：

(1) 和解少阳适用于邪在半表半里的______。症见寒热往来，胸胁苦满，心烦喜呕，口苦咽干，苔薄，脉弦等。

(2) 调和肝脾适用于______，情志抑郁，胸闷不舒，胁肋疼痛，脘痞食少，

腹泻等。

(3)调理胃肠适用于______,寒热夹杂,升降失司而出现的脘腹胀满,恶心呕吐,腹痛或肠鸣泄泻等。

2. 和解法的注意事项:

(1)凡病邪在表未入少阳、邪已入里之实证及______证,原则上均不宜用和法。

(2)邪入少阳,病在半表半里,但有偏表偏里,偏寒偏热之不同,临证宜适当增损,权变用之。

3. 理气法是调理气机的一种治法。适用于______的病证。其适用范围:

(1)行气解郁法主要适用于____________引起的______病证。

(2)降气平逆法主要适用于____________引起的______病证。

(3)益气升阳法主要适用于____________引起的______病证,常与补气健脾法合用。

4. 理气法的注意事项:

(1)使用理气法应辨清虚实,如应补气而误用______,则其气更虚;当行气而误用______,则其滞愈增。

(2)理气药物多为香燥______之品,如遇气郁而兼阴液亏损者,应当慎用。

5. 举例说明"急则治其标、缓则治其本"。

6. 根据五行相生规律调节:其治则主要有____________与____________两个方面。滋水涵木、培土生金、益火补土、生金资水等从属于__________;肝实泻心、心实泻胃等从属于____________。

7. 根据五行相克规律调节:其治则主要有____________和____________两个方面。如木火刑金者,采用____________法来泻肝清肺,此属抑强;肝虚影响脾胃,此为木不疏土,治以____________,以加强双方之功能,此为扶弱。至于抑木扶土、泻南补北等,属于二者兼施,而有主次之别。

二、选择胃痛的常用治法

查阅资料，结合知识链接，回答下列问题。

1. 寒邪客胃胃痛的治法为____________________________。
2. 饮食伤胃胃痛的治法为____________________________。
3. 肝气犯胃胃痛的治法为____________________________。
4. 脾胃虚寒胃痛的治法为____________________________。

三、确定情景案例中患者的证型及治法

查阅相关资料，结合知识链接，写出上述患者胃痛的证型及治法（表5-3）。

表5-3　胃痛的证型及治法

证型	
诊断依据	
治疗方法	
注意事项	

活动四 实施:对胃痛患者进行用药指导

学习目标

通过该活动,学生会对胃痛患者进行用药指导。

建议课时

4 课时。

活动过程

本活动通过两步完成:第一步中药性能知识的应用,第二步对该证型的胃痛患者进行用药指导。

活动内容

一、中药性能知识的应用

查阅相关资料,回答以下问题。

1. 凡能调理气分舒畅气机的药物称为______药。因其善于行散气滞故又称为________药,作用较强者称为______药。

2. 理气药适用于________________________、________________________,肝气瘀滞、胁肋胀痛、乳房胀痛或结块、疝痛、月经不调等;以及胃气上逆、呕吐嗳气、呃逆等症。分别具有______、______、________、________、________等作用。

3. 常用的理气药有____。

二、胃痛患者的用药指导

以小组为单位，根据所制定的方案，对该患者进行用药指导。

1. 请演示对情景案例中的患者进行辨证的过程。

2. 结合辨证结果，请对该患者进行用药指导。

活动五 总结与拓展：总结胃痛的中医药知识及拓展相关任务

学习目标

通过该活动，能够完成同类任务，学生初步形成爱岗敬业的态度和社会责任感。

建议课时

4 课时。

活动过程

本活动通过四步完成：第一步总结常见胃痛的检索资源，第二步总结胃痛的相关内容，第三步任务拓展，第四步完成对本学习任务的评价。

活动内容

一、总结常见胃痛的检索资源

1. 常见记载胃痛的书籍包括__________、__________、__________。
2. 推荐相应的网站：__________、__________、__________。
3. 记载胃痛的相关文献有哪些？

二、总结胃痛的相关内容

1. 胃痛的证型有哪些？其症状是什么？

2. 胃痛的常见预防与调摄方法有哪些？

三、任务拓展

你在某大型连锁药店工作期间接待了患者胡某，经过问询，患者胡某的情况如下：

胡某，女，38 岁，湖南浏阳人，已婚，农民。因呕吐、胃脘部胀满不适 2 d 于 2016 年 6 月 15 日入院。患者于 2 d 前因赴宴饮食过量，之后感觉胃脘部胀满疼痛，嗳气，呕吐，呕出物为酸腐食物，得食欲甚，吐后反快，大便溏薄，酸腐秽臭。T 37.2 ℃，P 84 次/min，R 20 次/min，BP 120/80 mmHg。痛苦面容，腹平软，无压痛和反跳痛，舌苔厚腻，脉滑实。血常规：WBC 11.6×10^{9}/L，N 90%，L 15%。

请你结合患者胡某的临床表现完成下列任务：

1. 对患者胡某进行中医辨证。
2. 对患者胡某进行用药指导。

五、评价

综合素质评价见表 5-4。

表 5-4　综合素质评价

项次	项目要求		配分	评分细则	自评得分	小组评价	教师评价
1. 职业素养（40 分）	纪律情况（15 分）	按时到岗，不早退	5	违反规定，每次扣 5 分			
		积极思考，回答问题	5	根据上课统计情况得 1 ~ 5 分			
		三有一无（有本、笔、书，无手机）	5	违反规定每项扣 3 分			
		执行教师命令	0	此为否定项，违规酌情扣 10 ~ 100 分，违反校规按校规处理			
	职业道德（10 分）	能与他人合作	3	不符合要求不得分			
		主动帮助同学	3	主动帮助同学得 3 分，被动帮助同学得 1 分			
		追求完美	4	对工作精益求精且效果明显得 4 分，对工作认真得 3 分，其余不得分			
	5S（10 分）	桌面、地面整洁	5	自己的工位桌面、地面整洁无杂物得 5 分，不合格不得分			
		物品定置管理	5	按定置要求放置得 5 分，其余不得分			
	快速阅读能力（5 分）		5	能快速准确明确任务要求并清晰表达得 5 分，能主动沟通在指导后达标得 3 分，其余不得分			
2. 职业能力（40 分）	胃痛辨证要点（10 分）		10	能全部掌握得 10 分，部分掌握得 3 ~ 7 分，不清楚不得分			
	查询常用胃痛用药（20 分）	胃痛常用药	20	能全部掌握得 20 分，部分掌握得 5 ~ 15 分，不清楚不得分			
	任务拓展（10 分）	能按胃痛的用药指导方案进行相关疾病方案设计及制作	10	能进行完整的方案设计得 10 分，设计不完整得 3 ~ 7 分，不实施不得分			

续表 5-4

<table>
<tr><th>项次</th><th colspan="2">项目要求</th><th>配分</th><th>评分细则</th><th>自评得分</th><th>小组评价</th><th>教师评价</th></tr>
<tr><td rowspan="4">3. 工作页完成情况（20 分）</td><td rowspan="4">按时完成工作页（20 分）</td><td>及时提交</td><td>5</td><td>按时提交得 5 分，迟交不得分</td><td></td><td></td><td rowspan="4"></td></tr>
<tr><td>内容完成程度</td><td>5</td><td>按完成情况分别得 1 ~5 分</td><td></td><td></td></tr>
<tr><td>回答准确率</td><td>5</td><td>视准确率情况分别得 1 ~5 分</td><td></td><td></td></tr>
<tr><td>有独到的见解</td><td>5</td><td>视见解程度分别得 1 ~5 分</td><td></td><td></td></tr>
<tr><td colspan="5">总分</td><td></td><td></td><td></td></tr>
<tr><td colspan="5">加权平均（自评 20%，小组评价 30%，教师 50%）</td><td colspan="3"></td></tr>
<tr><td colspan="4">教师评价签字：</td><td colspan="4">组长签字：</td></tr>
<tr><td colspan="8">请你根据以上打分情况，对本任务中的工作和学习状态进行总体评述（从职业素养的自我提升方面、职业能力的提升方面进行评述，分析自己的不足之处，描述对不足之处的改进措施）：</td></tr>
<tr><td colspan="8">教师指导意见：</td></tr>
</table>

任务六 腰痛的中医药认知

任务书

【情景案例】

你在某大型连锁药店工作期间接待了患者周某，经过问询，患者周某的情况如下：

周某，女，60岁，干部，2014年9月26日初诊。前日在家打扫卫生，因提重物不慎扭伤腰部，次日晨起即感腰痛如刺，痛处固定，俯仰不便，日轻夜重，痛处拒按，今日上述症状更加明显，遂来诊。T 36.8 ℃，P 85 次/min，R 20 次/min，BP 130/80 mmHg，神志清，体态偏胖，双肺呼吸音正常，腰部明显按压痛，转侧不利。舌质暗紫，苔薄白，脉弦。

请你结合患者周某的临床表现完成下列任务：

1. 对患者周某进行中医辨证。
2. 对患者周某进行用药指导。

学习目标

1. 能够对腰痛患者进行辨证分型。
2. 能够对腰痛患者进行用药指导。
3. 对经络肢体病证有初步认知。
4. 能灵活使用各种工具查阅资料，有团队合作精神和主动解决问题的能力。
5. 形成爱岗敬业的态度和社会责任感。

建议课时

20 课时。活动名称及课时分配见表 6-1。

表 6-1 活动名称及课时分配

活动序号	活动名称	课时安排	备注
1	获取任务	2	
2	资料收集	8	
3	制定方案	2	
4	实施	4	
5	总结与拓展	4	

活动一 获取任务:识读腰痛患者案例

学习目标

通过该活动,学生能够正确识读任务书。

建议课时

2 课时。

活动过程

本活动通过两步完成:第一步找出任务书中的关键词,第二步正确识读任务书。

活动内容

通过识读任务书,完成下列问题。

1. 请同学们用红笔画出情景案例中的关键词。并把关键词写在下面横线上。

____

____

____

2. 请同学们查阅资料完成下列内容。

上述患者的主诉是______________________________。

引起发病的病因是______________________________。

诱因是______________。

案例中 T 的测量方法有__________、__________、__________。

活动二 资料收集:收集腰痛相关的中医学知识

学习目标

通过该活动,学生能正确对腰痛患者进行辨证分型。

建议课时

8 课时。

活动过程

本活动通过三步完成:第一步收集中医基础相关知识,第二步收集中医诊断相关知识,第三步收集腰痛相关知识。

活动内容

一、收集中医基础相关知识

阅读知识链接、查阅相关资料回答下列问题。

1. ______被称为"先天之本", ______被称为"肾府"。
2. 肾的生理功能包括____________、____________、______________。
3. 肾在体合______,主______;开窍于______,其华在______;在液为______;在志为______;在五行属______。
4. 肾精、肾气、肾阴、肾阳之间的关系是什么?

5. 阴阳失调的基本病理变化包括＿＿＿＿＿＿＿＿、＿＿＿＿＿＿＿＿、＿＿＿＿＿＿＿、＿＿＿＿＿＿＿。

6. 肾阴虚证的临床表现是什么？

7. 肾阳虚证的临床表现是什么？

8. 瘀血致病的共同特点可概括为以下几点。

（1）＿＿＿：一般多刺痛，固定不移，且多有昼轻夜重的特征，病程较长。

（2）＿＿＿：肿块固定不移，在体表色青紫或青黄，在体内为癥块，较硬或有压痛。

（3）＿＿＿：血色紫暗或夹有瘀块。

（4）＿＿＿：面部、口唇、爪甲青紫。

（5）舌质紫暗（或瘀点瘀斑）：是瘀血最常见的也是最敏感的指征。

（6）脉细涩沉弦或结代。

9. 寒邪的致病特点是什么？

知识链接

肾

一、肾的解剖形态

1. 肾的解剖位置：肾位于腰部脊柱两侧，左右各一，右微下，左微上（图6-1）。

2. 肾的形态结构：肾有两枚，外形椭圆弯曲，状如豇豆（图6-2）。

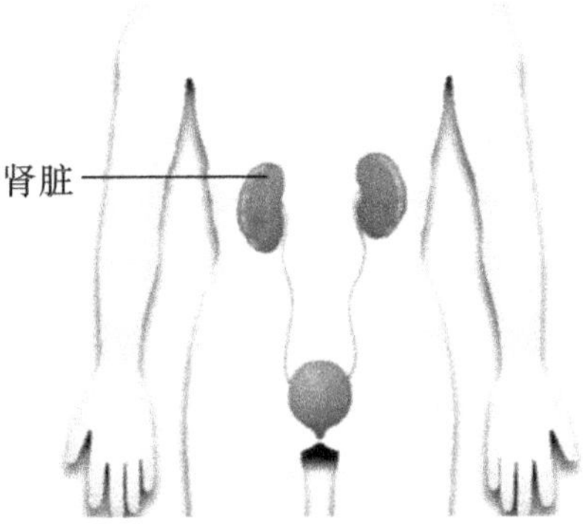

图6-1　肾的位置

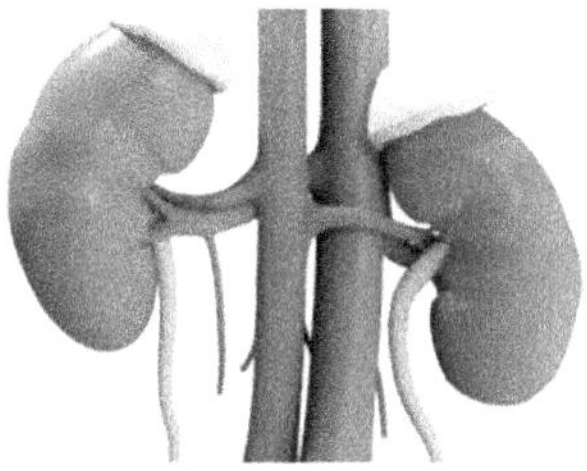

图6-2　肾的形态

二、肾的生理功能

1. 肾藏精　肾藏精是指肾具有储存、封藏人身精气的作用。

（1）精的概念与分类

1）精的概念：精，又称精气，是中国古代哲学气一元论的重要范畴。在中国气一元论发展史上，精气论者以精、精气释气，即精、精气就是气。引入中医学领域，形成了中医学气和精或精气的概念，在中医学中，气与精虽同属于生命物质系统范畴，但精是除气之外的精微物质的总称，是一个极其重要的具有多层含义的概念。一般而言，精的含义有广义和狭义之分。

广义之精是构成人体的维持人体生长发育、生殖和脏腑功能活动的有形的精微物质的统称。故曰："精有四，曰精也，血也，津也，液也。"（《读医随笔·气血精神论》）前一个"精"字即指广义而言。广义之精包括禀受于父母的生命物质，即先天之精，以及后天获得的水谷之精，即后天之精。

狭义之精是禀受于父母而储藏于肾的具有生殖繁衍作用的精微物质，又称生殖之精。

2）精的分类：就精的来源而言，可分为先天之精和后天之精两类。

先天之精：先天之精又称肾本脏之精。先天之精，禀受于父母，与生俱来，是生育繁殖，构成人体的原始物质。在胚胎发育过程中，精是构成胚胎的原始物质，为生命的基础，所以称为“先天之精”。先天之精藏于肾中，出生之后，得到后天之精的不断充实，成为人体生育繁殖的基本物质，故又称为“生殖之精”。

后天之精：后天之精又称五脏六腑之精。后天之精，来源于水谷精微，由脾胃化生并灌溉五脏六腑。人出生以后，水谷入胃，经过胃的腐熟、脾的运化而生成水谷之精气，并转输到五脏六腑，使之成为脏腑之精。脏腑之精充盛，除供给本身生理活动所需要的以外，其剩余部分则储藏于肾，以备不时之需。

先天之精和后天之精的关系：先天之精和后天之精，其来源虽然不同，但却同藏于肾，二者相互依存，相互为用。先天之精为后天之精准备了物质基础，后天之精不断地供养先天之精。先天之精只有得到后天之精的补充滋养，才能充分发挥其生理效应；后天之精也只有得到先天之精的活力资助，才能源源不断地化生。即所谓“先天生后天，后天养先天”，二者相辅相成，在肾中密切结合而组成肾中所藏的精气。

（2）精的生理功能　肾中精气不仅能促进机体的生长、发育和繁殖，而且还能参与血液的生成，提高机体的抗病能力。①促进生殖繁衍；②促进生长发育；③参与血液生成；④抵御外邪侵袭。

2. 肾主水液　水液是体内正常液体的总称。肾主水液，从广义来讲，是指肾为水脏，泛指肾具有藏精和调节水液的作用。从狭义而言，是指肾主持和调节人体水液代谢的功能。本节所及，属于后者。肾主水的功能是靠肾阳对水液的气化来实现的。肾脏主持和调节水液代谢的作用，称作肾的“气化”作用。

在病理上，肾主水功能失调，气化失职，开阖失度，就会引起水液代谢障碍。气化失常，关门不利，阖多开少，小便的生成和排泄发生障碍可引起尿少、水肿等病理现象；若开多阖少，又可见尿多、尿频等症。

3. 肾主纳气　纳，固摄、受纳的意思。肾主纳气，是指肾有摄纳肺吸入之气而调节呼吸的作用。人体的呼吸运动，虽为肺所主，但吸入之气，必须下归于肾，由肾气为之摄纳，呼吸才能通畅、调匀。

肾主纳气，对人体的呼吸运动具有重要意义。只有肾气充沛，摄纳正常，才能使肺的呼吸均匀，气道通畅。如果肾的纳气功能减退，摄纳无权，吸入之气不能归纳于肾，就会出现呼多吸少、吸气困难、动则喘甚等肾不纳气的病理变化。所以，咳喘之病，“在肺为实，在肾为虚”，初病治肺，久病治肾。

4. 主一身阴阳

(1) 肾精、肾气、肾阴、肾阳的关系　五脏皆有阴阳，就物质与功能而言，则物质属阴，功能属阳。功能产生于物质，而物质表现功能。

肾精，即肾所藏之精气。其来源于先天之精，赖后天之精的不断充养，为肾功能活动的物质基础，是机体生命活动之本，对机体各种生理活动起着极其重要的作用。

肾气，肾精所化生之气，实指肾脏精气所产生的生理功能。精化为气，故肾气是由肾精而产生的，肾精与肾气的关系，实际上就是物质与功能的关系。为了在理论上、实际上全面阐明肾精的生理效应，又将肾气，即肾脏的生理功能，概括为肾阴和肾阳两个方面。

肾阴，又称元阴、真阴、真水，为人体阴液的根本，对机体各脏腑组织起着滋养、濡润作用。

肾阳，又称元阳、真阳、真火，为人体阳气的根本，对机体各脏腑组织起着推动、温煦作用。

肾阴和肾阳，二者之间，相互制约、相互依存、相互为用，维持着人体生理上的动态平衡。从阴阳属性来说，精属阴，气属阳，所以有时也称肾精为“肾阴”，肾气为“肾阳”。这里的“阴”和“阳”，是指物质和功能的属性而言的。

(2) 肾阴、肾阳为脏腑阴阳之本　肾阴充则全身诸脏之阴亦充，肾阳旺则全身诸脏之阳亦旺盛。所以说，肾阴为全身诸阴之本，肾阳为全身诸阳之根。

在病理情况下，由于某些原因，肾阴和肾阳的动态平衡遭到破坏而又不能自行恢复时，即能形成肾阴虚和肾阳虚的病理变化。肾阴虚，则表现为五心烦热、眩晕耳鸣、腰膝酸软、男子遗精、女子梦交等症状；肾阳虚，则表现为精神疲惫、腰膝冷痛、形寒肢冷、小便不利或遗尿失禁，以及男子阳痿、女子宫寒不孕等性功能减退和水肿等症状。

由于肾阴与肾阳之间的内在联系，在病变过程中，常互相影响，肾阴虚发展到一定程度的时候，可以累及肾阳，发展为阴阳两虚，称作“阴损及阳”；肾阳虚到一定程度的时候，也可累及肾阴，发展为阴阳两虚，称作“阳损及阴”。

三、肾的生理功能

1. 肾主闭藏　封藏，亦曰闭藏，固密储藏，封固闭藏之谓。肾主封藏是指肾储藏五脏六腑之精的作用。封藏是肾的重要生理特性。

2. 肾气与冬气相应　肾与冬季、北方、寒、水、咸味等有着内在联系。

二、收集中医诊断相关知识

阅读知识链接、查阅相关资料回答下列问题。

1. 望舌包括________和________。

2. 望舌色中，红舌主________证；紫舌由____________________所致。

3. 望舌苔中，白苔一般主________；黄苔一般主________。

4. 涩脉的主病有________________________________。

5. 掣痛的特点是，多由______________所致。

6. 灼痛的特点是，多因________________所致。

7. 白天经常汗出不止，活动后尤甚，称为________。常常伴有神疲乏力、气短懒言或畏寒肢冷等症状，多因阳虚或气虚不能固护肌表，腠理疏松，玄府不密，津液外泄所致。因活动后阳气敷张外散，使气更虚，故出汗加重。因此，自汗多见于________或________证。

8. 患者经常睡则汗出，醒则汗止，称为________。多伴有潮热、颧红、五心烦热、舌红脉细数等症，属________。阴虚则虚热内生，睡时卫阳入里，肌表不密，虚热蒸津外泄，故盗汗出。醒后卫阳出表，玄府密闭，故汗止。

知识链接

疼痛的性质：由于引起疼痛的病因病机不同，其疼痛的性质亦不同（具体内容见任务三）。

三、收集腰痛相关知识

阅读知识链接，查阅相关资料回答下列问题。

1. 什么是腰痛？

2. 腰痛的病因有哪些？病机是什么？

3. 腰痛的辨证要点有哪些？

4. 请同学们填写表6-2。

表6-2 腰痛的临床表现

项目	望诊	闻诊	问诊	切诊
寒湿腰痛				
湿热腰痛				
瘀血腰痛				
肾虚腰痛				

知识链接

腰 痛

腰痛是指腰部感受外邪，或因劳伤，或由肾虚而引起气血运行失调，脉络绌急，腰府失养所致的以腰部一侧或两侧疼痛为主要症状的一类病证。

腰痛一年四季都可发生，其发病率较高，国外有报道认为世界人口的80%患过腰背痛，本病为中医内科门诊较为常见的病种之一，中医有较好的疗效。

西医学中的风湿性腰痛、腰肌劳损、脊柱病变之腰痛等，可参照本节辨证论治。

【病因病机】

1. 外邪侵袭　多由居处潮湿，或劳作汗出当风，衣裹冷湿，或冒雨着凉，或长夏之季，劳作于湿热交蒸之处，寒湿、湿热、暑热等六淫邪毒乘劳作之虚，侵袭腰府，造成腰部经脉受阻，气血不畅而发生腰痛。

2. 气滞血瘀　腰部持续用力，劳作太过，或长期体位不正，或腰部用力不当，屏气闪挫，跌扑外伤，劳损腰府筋脉气血，或久病入络，气血运行不畅，均可使腰部气机壅滞，血络瘀阻而生腰痛。

3. 肾亏体虚　先天禀赋不足，加之劳累太过，或久病体虚，或年老体衰，或房事不节，以致肾精亏损，无以濡养腰府筋脉而发生腰痛。历代医家都重视肾亏体虚是腰痛的重要病机。

腰为肾之府，乃肾之精气所溉之域。肾与膀胱相表里，足太阳经过之。此外，任、督、冲、带诸脉，亦布其间，故内伤则不外肾虚。而外感风寒湿热诸邪，以湿性黏滞，湿流下，最易痹着腰部，所以外感总离不开湿邪为患。内外二因，相互影响，肾虚是发病关键所在，风寒湿热的痹阻不行，常因肾虚而客，否则虽感外邪，亦不致出现腰痛。至于劳力扭伤，则和瘀血有关，临床上亦不少见。

【临床表现】

腰部一侧或两侧疼痛为本病的基本临床特征。因病理性质的不同，而有种种表现。发病多缓慢发病，病程较久，或急性起病，病程较短。疼痛性质有隐痛、胀痛、酸痛、濡痛、绵绵作痛、刺痛、腰痛如折；腰痛喜按，腰痛拒按；冷痛，得热则解，热痛，遇热更甚。腰痛与气候变化有关，腰痛与气候变化无关。腰痛劳累加重，休息缓解。腰痛影响功能活动，腰“转摇不能”“不可以俯仰”。腰痛固定，腰痛放射其他部位，引起腰脊强、腰背痛、腰股痛、腰尻痛、腰痛引少腹等。

【诊断】

1. 自觉一侧或两侧腰痛为主症，或痛势绵绵，时作时止，遇劳则剧，得逸则缓，按之则减；或痛处固定，胀痛不适；或如锥刺，按之痛甚。

2. 具有腰部感受外邪、外伤、劳损等病史。

3. 有关实验室检查或腰部 X 射线片，提示西医学风湿性腰痛、腰肌劳损、强直性脊柱炎、腰椎骨质增生等诊断者，有助于本病的诊断。

【辨证论治】

1. 辨证要点

(1) 辨外感内伤　有久居冷湿，劳汗当风，冒受湿热，或腰部过度劳累，跌扑损伤病史，起病急骤，或腰痛不能转侧，表现为气滞血瘀征象者，为外感腰痛；年老体虚，或具房劳过度、七情内伤、气血亏虚病史，起病缓慢，腰痛绵绵，时作时止，表现为肾虚证候者，属内伤腰痛。

(2) 辨标本虚实　肾精不足，气血亏虚为本；邪气内阻，经络壅滞为标。《景岳全书·腰痛》说："既无表邪，又无湿热，或以年衰，或以劳苦，或以酒色损伤，或以七情忧郁，则悉属真阴虚证。"

2. 治疗原则　腰痛分虚实论治，虚者以补肾壮腰为主，兼调养气血；实者祛邪活络为要，针对病因，施之以活血化瘀，散寒除湿，清泻湿热等法。虚实兼夹者，分清主次，标本兼顾治疗。

3. 分证论治

(1) 寒湿腰痛

症状：腰部冷痛重着，转侧不利，逐渐加重，每遇阴雨天或腰部感寒后加剧，痛处喜温，得热则减，苔白腻而润，脉沉紧或沉迟。

治法：散寒除湿，温经通络。

方药：渗湿汤。

(2) 湿热腰痛

症状：腰髋弛痛，牵掣拘急，痛处伴有热感，每于夏季或腰部着热后痛剧，遇冷痛减，口渴不欲饮，尿色黄赤，或午后身热，微汗出，舌红苔黄腻，脉濡数或弦数。

治法：清热利湿，舒筋活络。

方药：加味二妙散。

(3) 瘀血腰痛

症状：痛处固定，或胀痛不适，或痛如锥刺，日轻夜重，或持续不解，活动不利，甚则不能转侧，痛处拒按，面晦唇暗，舌质隐青或有瘀斑，脉多弦涩或细数。病程迁延，常有外伤、劳损史。

治法：活血化瘀，理气止痛。

方药：身痛逐瘀汤。

(4) 肾虚腰痛

症状：腰痛以酸软为主，喜按喜揉，腿膝无力，遇劳则甚，卧则减轻，常反复发作。偏阳虚者，则少腹拘急，面色㿠白，手足不温，少气乏力，舌淡脉沉细；偏阴虚者，则心烦失眠，口燥咽干，面色潮红，手足心热，舌红少苔，脉弦细数。

治法：偏阳虚者，宜温补肾阳；偏阴虚者，宜滋补肾阴。

方药：偏阳虚者以右归丸为主方；偏阴虚者以左归丸为主方。

【转归预后】

腰痛患者若能得到及时正确的治疗，一般预后良好。但若失治误治，病延日久，痛久入络，气郁血阻于络脉，邪气益痼，营血益虚，腰部筋肉骨节失荣，则可能合并腰部强直、痿弱（痿病），瘫痪于床榻，则预后不良。

【预防与调摄】

1. 避免寒湿、湿热侵袭：改善阴冷潮湿的生活、工作环境，勿坐卧湿地，勿冒雨涉水，劳作汗出后及时擦拭身体，更换衣服，或饮姜汤水驱散风寒。

2. 注重劳动：腰部用力应适当，不可强力举重，不可负重久行，坐、卧、行走保持正确姿势，若需做腰部用力或弯曲的工作时，应定时做松弛腰部肌肉的体操。

3. 注意避免跌扑闪挫。

4. 劳逸适度，节制房事，勿使肾精亏损，肾阳虚败。

5. 体虚者，可适当食用、服用具有补肾的食品和药物。

已患腰痛的患者，除继续注意上述事项外，腰部用力更应小心，必要时休息或戴腰托，以减轻腰部的受力负荷。根据腰痛的寒热情况，可局部进行热熨、冷敷等，慢性腰痛宜配合按摩、理疗促进其康复。湿热腰痛慎食辛辣醇酒，寒湿腰痛慎食生冷寒凉食品。

活动三 制定方案：制定腰痛的辨证及用药指导方案

学习目标

通过该活动，学生能够制定出正确方案，增强团队合作和主动解决问题的能力。

建议课时

2 课时。

活动过程

本活动通过三步完成：第一步收集常用的治疗原则及治疗方法，第二步选择腰痛的常用治法，第三步确定情景案例中患者的证型及治法。

活动内容

一、收集常用的治疗原则及治疗方法

查阅资料，回答下列问题。

1. 理血法，即通过调理血分治疗瘀血内阻和各种出血的一种治法。其适用范围如下：

（1）__________法适用于血行不畅或瘀血内阻所致的一类病证。

（2）__________法适用于各种出血病证，如咯血、衄血、吐血、便血、尿血等。

2. 理血法的注意事项如下：

（1）气滞则血瘀，气行则血行，活血祛瘀法可配合__________法同用，以加强活血化瘀的作用。

（2）血得温则行，遇寒则凝，故可配伍__________法，以增强活血化瘀的功效。

（3）活血化瘀法，对孕妇不宜应用。

（4）出血的病证，有血热妄行和气不摄血之分，前者宜__________，后者宜__________。

（5）应用止血法要防止止血留瘀之弊。除急性大出血须速止血外，一般可在止血剂中佐以少量__________之品，以达血止而不留瘀之效。

3. 补益法，是用具有补益作用的药物，治疗人体阴阳气血之不足或某一脏腑之虚损的治法，又称补法。补法广泛适用于阴、阳、气、血、津液及脏腑等各种虚证。其适用范围如下：

（1）补气适用于__________的病证，如倦怠乏力，呼吸短促，动则气喘，面色㿠白，食欲不振，便溏，脉弱或虚大等。

（2）补血适用于__________的病证，如头晕眼花，耳鸣耳聋，心悸失眠，面色无华，脉细数或细涩等。

（3）补阴适用于__________的病证，如口干，咽燥，虚烦不眠，便秘，甚至骨蒸潮热，盗汗，舌红少苔，脉细数等。

（4）补阳适用于__________的病证，如畏寒肢冷，冷汗虚喘，腰膝酸软，泄泻水肿，舌胖而淡，脉沉而迟等。

4. 补益法的注意事项如下：

（1）凡实证而表现虚证假象者应__________。

（2）因气为血帅，血为气母。补气、补血不能截然划分，补气时佐以__________，血充有助益气；补血时佐以__________，气旺可以生血。

（3）因阴阳互根，补阴补阳亦不应截然划分，当遵张景岳“善补阳者，必于阴中求阳；善补阴者，必于阳中求阴”之旨。

（4）根据五脏虚损不同，应分别脏腑确定补益，因__________为后天之本，气血生化之源，________为先天之本，藏元阴元阳，故五脏之中应重点补益两脏。

（5）养血滋阴时，注意勿壅滞脾胃；益气助阳时，注意勿化燥伤阴。

二、选择腰痛的常用治法

查阅资料，结合知识链接，回答下列问题。

1. 寒湿腰痛的治法为________________。
2. 湿热腰痛的治法为________________。
3. 瘀血腰痛的治法为________________。
4. 肾虚腰痛的治法为________________。

三、确定情景案例中患者的证型及治法

查阅相关资料，结合知识链接，写出情景案例中患者腰痛的证型及治法（表6-3）。

表6-3 腰痛的证型及治法

证型	
诊断依据	
治疗方法	
推荐方药	

活动四　实施:对腰痛患者进行用药指导

学习目标

通过该活动,学生对腰痛患者进行用药指导。

建议课时

4 课时。

活动过程

本活动通过两步完成:第一步中药性能知识的应用,第二步对该证型的腰痛患者进行用药指导。

活动内容

一、中药性能知识的应用

查阅相关资料,回答以下问题。

1. 凡功能通利血脉、促进血行、消散瘀血的药物,称为__________药。其中活血祛瘀作用较强者,又称破血药或逐瘀药。

活血祛瘀药主要适用于__________引起的胸胁疼痛、风湿痹痛、癥瘕结块、疮疡肿痛、跌扑伤痛,以及月经不调、经闭、痛经、产后瘀滞腹痛等病证。

活血祛瘀药味多__________,性寒、温、平不一,主要归__________二经。

常用的活血祛瘀药有____。

2. 助阳药,又名__________药,就是能治疗__________病证的药物。具有助肾阳、益心阳、补脾阳的功能,适用于________、__________、__________等证。

肾阳为一身之元阳，肾阳虚则有畏寒、肢冷、阳痿、遗精、遗尿等症。心主血脉，心阳虚则冷汗淋漓、面色㿠白、脉细欲绝或出现结代脉等。脾主运化，脾阳虚则完谷不化，便溏、泄泻、食欲不振等。

常用的助阳药有____。

3. 滋阴药，又名__________药或__________药，就是能治疗__________病证的药物。具有滋肾阴、补肺阴、养胃阴、益肝阴等功效，适用于________、__________、胃阴耗损、肝阴亏乏等病证。

常用的滋阴药有____。

二、腰痛患者的用药指导

以小组为单位，根据所制定的方案，对该患者进行用药指导。

1. 请演示对情景案例中的患者进行辨证的过程。

2. 结合辨证结果，请对该患者进行用药指导。

活动五　总结与拓展:总结腰痛的中医药知识及拓展相关任务

学习目标

通过该活动,能够完成相关拓展任务,学生初步形成爱岗敬业的态度和社会责任感。

建议课时

4 课时。

活动过程

本活动通过四步完成:第一步总结常见腰痛的检索资源,第二步总结腰痛的相关内容,第三步任务拓展,第四步完成对本学习任务的评价。

活动内容

一、总结常见腰痛的检索资源

1. 常见记载腰痛的书籍包括__________、__________、__________。
2. 推荐相应的网站:__________、__________、__________。
3. 检索腰痛的关键词有__________、__________、__________。

二、总结腰痛的相关内容

1. 腰痛的证型有哪些? 其症状是什么?

2. 腰痛常见的预防与调摄方法有哪些？

三、任务拓展

你在某大型连锁药店工作期间接待了患者刘某，经过问询，患者刘某的情况如下：

刘某，女，48 岁，干部，初诊。近 2 个月来经水未潮，时感烘热汗出，午后面红潮热，头目晕眩，腰酸耳鸣，夜间盗汗，寐差多梦，烦躁不安，皮肤干燥、瘙痒，口干便结，尿少色黄。T 36.8 ℃，P 84 次/min，R 20 次/min，BP 130/80 mmHg，神志清，精神尚可。舌质红少苔，脉弦细数。血常规：WBC 6.0×10^9/L，N 67%，Hb 108 g/L。

请你结合患者刘某的临床表现完成下列任务：

1. 对患者刘某进行中医辨证。
2. 对患者刘某进行用药指导。

四、评价

综合素质评价见表 6-4。

表 6-4 综合素质评价

项次	项目要求		配分	评分细则	自评得分	小组评价	教师评价
1. 职业素养（40 分）	纪律情况（15 分）	按时到岗，不早退	5	违反规定，每次扣 5 分			
		积极思考，回答问题	5	根据上课统计情况得 1 ~5 分			
		三有一无（有本、笔、书，无手机）	5	违反规定每项扣 3 分			
		执行教师命令	0	此为否定项，违规酌情扣 10 ~ 100 分，违反校规按校规处理			
	职业道德（10 分）	能与他人合作	3	不符合要求不得分			
		主动帮助同学	3	主动帮助同学得 3 分，被动帮助同学得 1 分			
		追求完美	4	对工作精益求精且效果明显得 4 分，对工作认真得 3 分，其余不得分			
	5S（10 分）	桌面、地面整洁	5	自己的工位桌面、地面整洁无杂物得 5 分，不合格不得分			
		物品定置管理	5	按定置要求放置得 5 分，其余不得分			
	快速阅读能力（5 分）		5	能快速准确明确任务要求并清晰表达得 5 分，能主动沟通在指导后达标得 3 分，其余不得分			
2. 职业能力（40 分）	腰痛辨证要点（10 分）		10	能全部掌握得 10 分，部分掌握得 3 ~7 分，不清楚不得分			
	查询常用腰痛用药（20 分）	腰痛常用药	20	能全部掌握得 20 分，部分掌握得 5 ~ 15 分，不清楚不得分			
	任务拓展（10 分）	能按腰痛的用药指导方案进行相关疾病方案设计及制作	10	能进行完整的方案设计得 10 分，设计不完整得 3 ~7 分，不实施不得分			

续表 6-4

<table>
<tr><th>项次</th><th colspan="2">项目要求</th><th>配分</th><th>评分细则</th><th>自评得分</th><th>小组评价</th><th>教师评价</th></tr>
<tr><td rowspan="4">3. 工作页完成情况（20 分）</td><td rowspan="4">按时完成工作页（20 分）</td><td>及时提交</td><td>5</td><td>按时提交得 5 分，迟交不得分</td><td></td><td></td><td rowspan="4"></td></tr>
<tr><td>内容完成程度</td><td>5</td><td>按完成情况分别得 1 ~ 5 分</td><td></td><td></td></tr>
<tr><td>回答准确率</td><td>5</td><td>视准确率情况分别得 1 ~ 5 分</td><td></td><td></td></tr>
<tr><td>有独到的见解</td><td>5</td><td>视见解程度分别得 1 ~ 5 分</td><td></td><td></td></tr>
<tr><td colspan="5">总分</td><td></td><td></td><td></td></tr>
<tr><td colspan="5">加权平均（自评 20%，小组评价 30%，教师 50%）</td><td colspan="3"></td></tr>
<tr><td colspan="4">教师评价签字：</td><td colspan="4">组长签字：</td></tr>
<tr><td colspan="8">请你根据以上打分情况，对本任务中的工作和学习状态进行总体评述（从职业素养的自我提升方面、职业能力的提升方面进行评述，分析自己的不足之处，描述对不足之处的改进措施）：</td></tr>
<tr><td colspan="8">教师指导意见：</td></tr>
</table>

任务七 痹证的中医药认知

任务书

【情景案例】

你在某大型连锁药店工作期间接待了患者徐某，经过问询，患者徐某的情况如下：

徐某，女，35岁，农民，已婚，2016年3月17日初诊。患者于3个月前因受凉后开始出现双手掌指关节、双腕关节红肿疼痛，伴晨僵，夜间明显，在当地医院检查类风湿因子阳性，予服“芬必得”“强的松”等药，病情有所减轻。近半个月来，患者停服上药后病情明显加重，现症见：双手腕、掌指关节红肿疼痛，患处皮肤扪之灼热，口干欲饮，心烦，大便干，小便黄。T 37.4 ℃，P 92次/min，R 20次/min，BP 120/80 mmHg。双手第二、三、四指掌指关节红肿，双腕关节红肿，功能障碍、压痛明显，舌质红，苔黄，脉数。血常规：WBC 9.2×10^9/L，N 78%，Hb 102 g/L。红细胞沉降率68 mm/h。类风湿因子542 IU/L。双腕关节X射线片示：关节间隙变窄，关节端骨质疏松。

请你结合患者徐某的临床表现完成下列任务：

1. 对患者徐某进行中医辨证。
2. 对患者徐某进行用药指导。

学习目标

1. 能对痹证患者进行辨证分型。
2. 能对痹证患者进行用药指导。
3. 对肾系病证有初步认知。

4. 灵活使用各种工具查阅资料，有团队合作精神和主动解决问题的能力。
5. 形成爱岗敬业的态度和社会责任感。

建议课时

20 课时。活动名称及课时分配见表 7–1。

表 7–1 活动名称及课时分配

活动序号	活动名称	课时安排	备注
1	获取任务	2	
2	资料收集	8	
3	制定方案	2	
4	实施	4	
5	总结与拓展	4	

活动一　获取任务:识读痹证患者案例

学习目标

通过该活动,学生能够正确识读任务书。

建议课时

2 课时。

活动过程

本活动通过两步完成:第一步找出任务书中的关键词,第二步正确识读任务书。

活动内容

通过识读任务书,完成下列问题。

1. 请同学们用红笔画出情景案例中的关键词。并把关键词写在下面横线上。

____

____

____

2. 请同学们查阅资料完成下列内容

上述患者的主诉是______________________________。

引起发病的病因是______________________________。

诱因是______________________________。

案例中 WBC 是指__________,正常值为__________。

活动二 资料收集:收集痹证相关的中医学知识

学习目标

通过该活动,学生能正确对痹证患者进行辨证分型。

建议课时

8 课时。

活动过程

本活动通过三步完成:第一步收集中医基础相关知识,第二步收集中医诊断相关知识,第三步收集痹证相关知识。

活动内容

一、收集中医基础相关知识

阅读知识链接、查阅相关资料回答下列问题。

1. 湿邪的致病特点有哪些?

2. 邪正盛衰,是指在疾病过程中,机体的抗病能力与致病邪气之间相互斗争中所发生的盛衰变化。在疾病的发展变化过程中,正气和邪气的力量对比不是固定不变的,而是在正邪的斗争过程中,不断地发生着消长盛衰的变化。随着体内邪正的消长盛衰而形成了病机的虚实变化。"____________________,精气(正气)夺则虚。"虚与实是相对的而不是绝对的。

(1)实:所谓实,是指__________而正气尚未虚衰,以邪气盛为主要矛盾的一种病理变化。实所表现的证候称之为__________。发病后,邪气亢盛,正气不太虚,尚足以同邪气相抗衡,临床表现为亢盛有余的实证。实证必有外感六淫或痰饮、食积、瘀血等病邪滞留不解的特殊表现。一般多见于疾病的初期或中期,病程一般较短。

(2)虚:所谓虚,是指正气不足,抗病能力减弱,以__________为主要矛盾的一种病理变化。虚所表现的证候,称之为__________。一般多见于疾病的后期和慢性疾病过程中。如大病、久病,消耗精气,或大汗、吐、利、大出血等耗伤人体气血津液、阴阳,均会导致正气虚弱,出现阴阳气血虚损之证。

知识链接

寒、湿的性质及其致病特点

一、寒

1. 自然特性　寒具有寒冷、凝结特性,为冬季的主气,寒为水气而通于肾,故称冬季为寒水当令的季节。因冬为寒气当令,故冬季多寒病,但也可见于其他季节。由于气温骤降,防寒保温不够,人体亦易感受寒邪而为病。

2. 寒邪的性质和致病特征　寒邪以寒冷、凝滞、收引为基本特征。

(1)寒易伤阳　寒为阴气的表现,其性属阴,故寒为阴邪。阳气本可以制阴,但阴寒偏盛,则阳气不仅不足以驱除寒邪,反为阴寒所侮,故云"阴盛则寒""阴盛则阳病"。所以寒邪最易损伤人体阳气。阳气受损,失于温煦之功,故全身或局部可出现明显的寒象。如寒邪束表,卫阳郁遏,则现恶寒、发热、无汗等,称之为"伤寒"。若寒邪直中于里,损伤脏腑阳气者,谓之为"中寒"。如伤及脾胃,则纳运升降失常,以致吐泻清稀,脘腹冷痛;肺脾受寒,则宣肃运化失职,表现为咳嗽喘促,痰液清稀或水肿;寒伤脾肾,则温运气化失职,表现为畏寒肢冷、腰脊冷痛、尿清便溏、水肿腹水等;若心肾阳虚,寒邪直中少阴,则可见恶寒蜷卧、手足厥冷、下利清谷、精神萎靡、脉微细等。

(2)寒性凝滞　凝滞,即凝结阻滞之谓。人身气血津液的运行,赖阳气的温煦推动,才能畅通无阻。寒邪侵入人体,经脉气血失于阳气温煦,易使气血凝结阻滞,涩滞不通,不通则痛,故疼痛是寒邪致病的重要特征。因寒而痛,其痛得温则减,逢寒增剧,得温则气升血散,气血运行无阻,故疼痛缓解或减轻。寒胜必痛,但痛非必寒。由于寒邪侵犯的部位不同,所以病状各异。若寒客肌表,凝滞经脉,则头身肢节剧痛;若寒邪直中于里,气机阻滞,则胸、脘、腹冷痛或绞痛。

(3)寒性收引　收引,即收缩牵引之意。寒性收引是指寒邪具有收引拘急之特性。“寒则气收”。寒邪侵袭人体,可使气机收敛,腠理闭塞,经络筋脉收缩而挛急;若寒客经络关节,则筋脉收缩拘急,以致拘挛作痛、屈伸不利或冷厥不仁;若寒邪侵袭肌表,则毛窍收缩,卫阳闭郁,故发热恶寒而无汗。

总之,寒为冬季主气,与肾水相应。寒病多发于冬季,但也可见于其他季节。寒邪为病,其致病特征是:寒为阴邪,易伤阳气,故寒邪致病,全身或局部有明显的寒象。寒胜则痛,所以疼痛为寒证的重要特征之一。因寒则气收,故其病有毛窍闭塞、气机收敛、筋脉拘急的特点,表现为无汗、拘急作痛或屈伸不利等。

二、湿

1. 自然特征　湿具有重浊、黏滞、趋下特性,为长夏主气。湿与脾土相应。夏秋之交,湿热熏蒸,水气上腾,湿气最盛,故一年之中长夏多湿病。湿亦可因涉水淋雨、居处伤湿,或以水为事。湿邪为患,四季均可发病,且其伤人缓慢难察。

2. 湿的性质和致病特征　湿为阴邪,阻碍气机,易伤阳气,其性重浊黏滞、趋下。

(1)湿为阴邪,易阻气机,损伤阳气　湿性类水,水属于阴,故湿为阴邪。湿邪侵及人体,留滞于脏腑经络,最易阻滞气机,从而使气机升降失常。胸胁为气机升降之道路,湿阻胸膈,气机不畅则胸闷;湿困脾胃,使脾胃纳运失职,升降失常,故现纳谷不香、不思饮食、脘痞腹胀、便溏不爽、小便短涩之候。由于湿为阴邪,阴胜则阳病,故湿邪为害，易伤阳气。脾主运化水湿，且为阴土，喜燥而恶湿，对湿邪又有特殊的易感性，所以脾具有运湿而恶湿的特性。因此，湿邪侵袭人体，必困于脾，使脾阳不振，运化无权，水湿停聚，发为泄泻、水肿、小便短少等症。"湿胜则阳微"，因湿为阴邪，易于损伤人体阳气，由湿邪郁遏使阳气不伸者，当用化气利湿通利小便的方法，使气机通畅，水道通调，则湿邪可从小便而去，湿去则阳气自通。

(2)湿性重浊　湿为重浊有质之邪。所谓"重"，即沉重、重着之意。故湿邪致病，其临床症状有沉重的特性，如头重身困、四肢酸楚沉重等。若湿邪外袭肌表，湿浊困遏，清阳不能伸展，则头昏沉重，状如裹束；如湿滞经络关节，阳气布达受阻，则可见肌肤不仁、关节疼痛重着等。所谓"浊"，即秽浊垢腻之意。故湿邪为患，易于出现排泄物和分泌物秽浊不清的现象。如湿浊在上则面垢、眵多；湿滞大肠，则大便溏泻、下痢脓血黏液；湿气下注，则小便混浊、妇女黄白带下过多；湿邪浸淫肌肤，则疮疡、湿疹、脓水秽浊等。

(3)湿性黏滞　"黏"，即黏腻；"滞"，即停滞。所谓黏滞是指湿邪致病具有黏腻停滞的特性。这种特性主要表现在两个方面：一是症状的黏滞性。即湿病症状多黏滞而不爽，如大便黏腻不爽，小便涩滞不畅，以及分泌物黏浊和舌苔黏腻等。二是病程的缠绵性。因湿性黏滞，蕴蒸不化，胶着难解，故起病缓慢隐袭，病程较长，往往反复发作或缠绵难愈。如湿温，它是一种由湿热病邪所引起的外感热病。由于湿邪性质的特异性，在疾病的传变过程中，表现出起病缓、传变慢、病程长、难速愈的明显特征。如湿疹、湿痹（着痹）等，亦因其湿而不易速愈。

(4)湿性趋下　水性就下，湿类于水，其质重浊，故湿邪有下趋之势，易于伤及人体下部。其病多见下部的症状，如水肿多以下肢较为明显。如带下、小便混浊、泄泻、下痢等，亦多由湿邪下注所致。但是，湿邪浸淫，上下内外，无处不到，非独侵袭人体下部。所谓"伤于湿者，下先受之"（《素问·太阴阳明论》），只是说明湿性趋下，易侵阴位，为其特性之一而已。

湿为长夏主气，与脾土相应。湿邪有阻遏气机，易伤阳气之性，其性重浊黏滞，且有趋下之势。故湿邪为病，表现为人体气机阻滞，脾阳不振，水湿停聚而胸闷脘痞、肢体困重、呕恶泄泻等，以及分泌物和排泄物如泪、涕、痰、带下、二便等秽浊不清。

二、收集中医诊断相关知识

阅读知识链接、查阅相关资料回答下列问题。

1. 重痛的特点是____________________，多由_____________ 所致。
2. 串痛的特点是____________________，多由_____________ 所致。
3. 冷痛的特点是____________________，多由_____________ 所致。
4. 麻木：是指知觉减弱或消失的一种病证。多见于头面四肢部。可因_______________等引起。其主要病机为经脉失去气血营养所致。

知识链接

望四肢

四肢，是两下肢和两上肢的总称。望四肢主要是诊察手足、掌腕、指趾等部位的形态色泽变化。

1. 望手足　手足拘急，屈伸不利者，多因寒凝经脉。其中，屈而不伸者，是筋脉挛急；伸而不屈的，是关节强直。手足抽搐常见于邪热亢盛，肝风内动之痉病；扬手掷足，是内热亢盛，热扰心神。手足振摇不定，是气血俱虚，肝筋失养，虚风内动的表现。四肢肌肉萎缩，多因脾气亏虚，营血不足，四肢失荣之故。半身不遂是瘫痪病。足痿不行，称下痿证。胫肿或跗肿指压留痕，都是水肿之征。足膝肿大而股胫瘦削，是鹤膝风。

2. 望掌腕　掌心皮肤燥裂，疼痛，迭起脱屑，称鹅掌风。

3. 望指趾　手指挛急，不能伸直者，是“鸡爪风”。指趾关节肿大变形，屈伸不便，多系风湿久凝，肝肾亏虚所致。足趾皮肤紫黑，溃流败水，肉色不鲜，味臭痛剧，为脱疽。

三、收集痹证相关知识

阅读知识链接、查阅相关资料回答下列问题。

1. 什么是痹证？

2. 痹证的病因有哪些？病机是什么？

3. 痹证的辨证要点有哪些？

4. 请同学们填写表 7-2。

表 7-2　痹证的临床表现

项目	望诊	闻诊	问诊	切诊
行痹				
痛痹				
着痹				

知识链接

肾系病证

常见的肾系病证有:水肿、淋证、癃闭、关格、遗精、阳痿等。

痹　证

痹证指正气不足,风、寒、湿、热等外邪侵袭人体,痹阻经络,气血运行不畅所导致的,以肌肉、筋骨、关节发生疼痛、麻木、重着、屈伸不利,甚至关节肿大、灼热为主要临床表现的病证。

肢体经络痹证为常见病,发病率甚高,有些甚为难治,求治于中医者多,疗效亦佳。

西医学的风湿关节炎、类风湿关节炎、强直性脊柱炎、骨性关节炎、坐骨神经痛等疾病以肢体痹痛为临床特征者,可参照本节辨证论治。

【病因病机】

1. 正气不足　正气不足是痹证的内在因素和病变的基础。体虚腠理空疏,营卫不固,为感邪创造了条件。

2. 外邪入侵　外邪有风寒湿邪和风湿热邪两大类。外感风寒湿邪,多因居处潮湿,涉水冒雨,或睡卧当风,或冒雾露,气候变化,冷热交错等原因,以致风寒湿邪乘虚侵袭人体所致。

风、寒、湿、热病邪留注肌肉、筋骨、关节,造成经络壅塞,气血运行不畅,肢体筋脉拘急、失养为本病的基本病机。但风寒湿热病邪为患,各有侧重,风邪甚者,病邪流窜,病变游走不定;寒邪甚者,肃杀阳气,疼痛剧烈;湿邪甚者,黏着凝固,病变沉着不移;热邪甚者,煎灼阴液,热痛而红肿。

痹证日久不愈,气血津液运行不畅之病变日甚,血脉瘀阻,津液凝聚,痰瘀互结,闭阻经络,深入骨骱,出现皮肤瘀斑、关节肿胀畸形等症,甚至深入脏腑,出现脏腑痹的证候。

初病属实,久病必耗伤正气而虚实夹杂,伴见气血亏虚,肝肾不足的证候。

【临床表现】

肌肉、筋骨、关节疼痛为本病的主要证候特征。但疼痛的性质有酸痛、胀痛、隐痛、刺痛、冷痛、热痛或重着疼痛等各异。疼痛的部位,或以上肢为主或以下肢为甚,可对称发作亦可非对称发生,或累及单个关节或多关节同病,可为游走不定或为固定不移。或局部红肿灼热,或单纯肿胀疼痛,皮色不变。或喜热熨,或乐冷敷。多为慢性久病,病势缠绵,亦可急性起病,病程较短。病重者,关节屈伸不利,甚者关节僵硬、变形,生活困难。

【诊断】

1. 发病特点　本病不分年龄、性别,但青壮年和体力劳动者、运动员以及体育爱好者易于罹患。同时,发病的轻重与寒冷、潮湿、劳累以及天气变化、节气等有关。

2. 临床表现　突然或缓慢地自觉肢体关节肌肉疼痛、屈伸不利为本病的症状学特征。或游走不定,恶风寒;或痛剧,遇寒则甚,得热则缓;或重着而痛,手足笨重,活动不灵,肌肉麻木不仁;或肢体关节疼痛,痛处焮红灼热,筋脉拘急;或关节剧痛,肿大变形,也有绵绵而痛,麻木尤甚,伴心悸、乏力者。

3. 舌苔脉象　舌质红,苔多白滑,脉象多见沉紧、沉弦、沉缓、涩。

4. 辅助检查　实验室和X射线等检查常有助于痹证诊断。

【鉴别诊断】

痿病:肢体痹证久治不愈,肢体关节或因痛剧,或因屈伸不利,或因变形而活动减少,肌肉失用而渐萎瘦,而与痿病相似。其鉴别的要点是看有无疼痛。痿病以肌肉软弱无力或萎缩为临床特征,并无疼痛,因肌肉软弱无力而行动艰难,甚至瘫软于床榻;痹证以肢体肌肉关节疼痛、酸楚、麻木为临床特征,因疼痛或关节变形而行动艰难,因行动艰难肌肉少用而渐瘦,但不至瘫痪。临床上也有既有肢体肌肉萎弱无力,又伴有肌肉关节疼痛者,是为痿痹并病,可按其病因病机特点,辨其孰轻孰重进行辨证论治。

【辨证论治】

1. 辨证要点

(1)辨病邪偏胜　风寒湿热为病各有偏胜,根据临床主症特征,分辨主导病邪。如游走不定而痛者为风邪胜;疼痛剧烈,遇冷加重,得热则减者,寒邪为胜;重着固定,麻木不仁者湿邪为胜;病变处焮红灼热,疼痛剧烈者热邪为胜;病变处有结节、肿胀、瘀斑或肢节变形者,为痰瘀阻痹。

(2)辨别虚实　根据病程长短及全身状况辨别虚实。一般突然发病,或发病虽缓,但病程短者多为实证。反复发作,经久不愈者多虚实夹杂。疲乏少动者多气虚;面色㿠白,心悸者多血虚;肌肉麻木,肢节屈伸不利者多肝虚筋失所养;骨节变形,腰膝酸软,多肾虚骨痹不已。

2. 治疗原则　本病为邪气痹阻经络,气血运行不畅所致,故祛邪活络、缓急止痛为本病的治疗原则。

3. 分证论治

(1)行痹

症状:肢体关节、肌肉酸痛,上下左右关节游走不定,但以上肢为多见,以寒痛为多,亦可轻微热痛,或见恶风寒,舌苔薄白或薄腻,脉多浮或浮紧。

治法:祛风通络,散寒除湿。

方药:宣痹达经汤。

(2)痛痹

症状:肢体关节疼痛较剧,甚至关节不可屈伸,遇冷痛甚,得热则减,痛处多固定,亦可游走,皮色不红,触之不热,苔薄白,脉弦紧。

治法:温经散寒,祛风除湿。

方药:乌头汤。

(3)着痹

症状:肢体关节疼痛重着、酸楚,或有肿胀,痛有定处,肌肤麻木,手足困重,活动不便,苔白腻,脉濡缓。

治法:除湿通络,祛风散寒。

方药:薏苡仁汤加减。

(4)热痹

症状:肢体关节疼痛,痛处焮红灼热,肿胀疼痛剧烈,得冷则舒,筋脉拘急,日轻夜重,多兼有发热,口渴,烦闷不安,舌质红,苔黄腻或黄燥,脉滑数。

治法:清热通络,祛风除湿。

方药:白虎加桂枝汤。

(5)尪痹

症状:肢体关节疼痛,屈伸不利,关节肿大、僵硬、变形,甚则肌肉萎缩,筋脉拘急,肘膝不得伸,或尻以代踵、脊以代头而成废人,舌质暗红,脉细涩。

治法:补肾祛寒,活血通络。

方药:补肾祛寒治尪汤。

(6)气血亏虚证

症状:四肢乏力,关节酸沉,绵绵而痛,麻木尤甚,汗出畏寒,时见心悸,纳呆,颜面微青而白,形体虚弱,舌质淡红欠润滑,苔黄或薄白,脉多沉虚而缓。

治法:益气养血,舒筋活络。

方药:气血并补荣筋汤。

【转归预后】

痹证因体质差异,病因有别,治疗调摄是否得当等因素,有不同的预后转归。其转归规律一般是风寒湿痹日久化热转化为风湿热痹;风、寒、湿、热痹日久不愈,转为虚实夹杂的尪痹以及痰瘀相结、气血亏虚证;久痹不已,内舍其合,转成五脏痹。一般病程短,全身状况好者,预后良好;痹证反复不已,全身状况差者,治疗较难;若关节变形,肌肉萎缩,或伴见心悸、水肿等脏腑痹症状者,多预后不良。《温病条辨·中焦》说:"寒痹势重而治反易,热痹势缓而治反难,实者单病躯壳易治,虚者兼病脏腑夹痰饮腹满等证,则难治矣。"

【预防与调摄】

本病是因正气不足,感受外在的风寒湿热之邪而成。因此,平时注意调摄,增强体质和加强病后调摄护理,便显得格外重要。预防方面:锻炼身体,增强机体御邪能力;创造条件,改善阴冷潮湿等不良的工作、生活环境,避免外邪入侵;一旦受寒、冒雨等应及时治疗,如服用姜汤、午时茶等以祛邪等措施都有助于预防痹证的发生。病后调摄护理方面,更需做好防寒保暖等预防工作;应保护病变肢体,提防跌扑等以免受伤;视病情适当对患处进行热熨、冷敷等,可配合针灸、推拿等进行治疗;鼓励和帮助患者对病变肢体进行功能锻炼,有助痹证康复。

活动三 制定方案:制定痹证的辨证及用药指导方案

学习目标

通过该活动,学生能够制定出正确方案,增强团队合作和主动解决问题的能力。

建议课时

2 课时。

活动过程

本活动通过三步完成:第一步收集常用治疗原则及治疗方法,第二步选择痹证的常用治法,第三步确定情景案例中患者的证型及治法。

活动内容

一、收集常用治疗原则及治疗方法

查阅资料,回答下列问题。

1. 痹证为邪气痹阻经络,气血运行不畅所致,故________________为本病的治疗原则。因邪气杂至,祛风、散寒、除湿、清热、祛痰、化瘀通络等治法应相互兼顾,因邪气有偏胜,祛邪通络又各有重点。正气不足是本病的重要病因,久病耗伤正气而虚实夹杂者,应____________________,且扶正有助祛邪。风邪胜者或久病入络者,应佐____________________之品,正所谓“治风先治血,________________”也;寒邪胜者,应佐________________之品,使其阳气旺盛，则寒散络通；湿邪胜者，佐以______________之品，使其脾旺能胜湿；热邪胜者，佐以______________之品，以防热灼营阴而病深难解。益气养血、滋补肝肾是虚证、顽痹的重要治法。

2. 温里法，是使用温热类药物______________和补益阳气的一种治法，又称温法。温法广泛应用于__________________、__________________、______________等证，从而达到补益阳气而祛邪治病的目的。其适用范围有：

（1）温中祛寒：适用于______________，或______________而出现身寒肢冷，脘腹冷痛，呕吐泄泻，舌淡苔白，脉沉迟等。

（2）温经散寒：适用于______________，______________而见四肢冷痛，肌肤僵硬，肤色紫暗，关节不利，癥瘕疼痛或面青，舌有瘀斑，脉细涩等。

（3）回阳救逆：适用于疾病发展到______________，______________而见四肢逆冷，恶寒蜷卧，下利清谷，冷汗淋漓，脉微欲绝等。

3. 温里法的注意事项：

（1）凡热伏于里，热深厥深，形成真热假寒者；内热火炽而见吐血、尿血、便血者；素体阴虚；舌质红，咽喉干燥者；挟热下利，神昏气衰，形瘦面黑，状如槁木，阴液虚脱者，原则上均不可用温里法。

（2）由于温里法的方药多燥烈，易______________，故应用温药不宜太过，______________。若非急救回阳，宜少用峻剂重剂。

（3）若纯因寒邪致病，当专用温剂散寒；若因虚而生寒，则宜甘温与温补并用。

二、选择痹证的常用治法

查阅资料，结合知识链接，回答下列问题。

1. 行痹的治法为____________________________。

2. 痛痹的治法为____________________________。

3. 着痹的治法为____________________________。

4. 热痹的治法为____________________________。

三、确定情景案例中患者的证型及治法

查阅相关资料，结合知识链接，写出情景案例中患者痹证的证型及治法（表7-3）。

表 7-3　痹证的证型及治法

证型	
诊断依据	
治疗方法	
推荐方药	

活动四 实施：对痹证患者进行用药指导

学习目标

通过该活动，学生对痹证患者进行用药指导。

建议课时

4 课时。

活动过程

本活动通过两步完成：第一步收集中药相关知识，第二步对该证型的痹证患者进行用药指导。

活动内容

一、收集中药相关知识

查阅相关资料，回答以下问题。

1. 凡功能通利水道，渗除水湿的药物称为____________药。

该类中药功能通利小便，具有排除停蓄体内水湿之邪的作用，可以解除由水湿停蓄引起的各种病证，并能防止水湿日久化饮、水气凌心等，故临床应用具有重要意义。

该类中药主要适用于____________、____________、____________等病证。对于湿温、黄疸、湿疮等水湿为患，亦具有治疗作用。

该类中药味多____________，性多寒、平。主要归____________经，兼入脾、肺、小肠经。

2. 凡功能化除湿浊，醒悦脾胃的药物，称为____________药。

该类中药，大多气味芳香，故又称为“________药”。使用该类中药后，可以使湿化除，从而解除________的症状，所以又称为“化湿醒脾药”或“化湿悦脾药”。

该类中药主要适用于湿困脾胃、身体倦怠、脘腹胀闷、胃纳不香、口甘多涎、大便溏薄、舌苔白腻等症。此外，对湿温、暑温诸症亦有治疗作用。

该类中药性味大都________，归入________，而且气味芳香，性属温燥或偏于温燥。

3. 凡功能祛除风湿，解除痹痛的药物，称为________药。

该类中药主要适用于风湿痹痛，肢节不利，酸楚麻木及腰膝痿弱等症，有的偏于祛除风湿，有的偏于通利经络，有的具有补肝肾强筋骨作用，可根据病情适当选用。

该类中药味多________，性寒温不一，主要归于________二经。

4. 常用的祛风湿药有____。

二、痹证患者的用药指导

以小组为单位，根据所制定的方案，对该患者进行用药指导。

1. 请演示对情景案例中的患者进行辨证的过程。

2. 结合辨证结果，请对该患者进行用药指导。

活动五　总结与拓展：总结痹证的中医药知识及拓展相关任务

学习目标

通过该活动，能够完成相关拓展任务，学生初步形成爱岗敬业的态度和社会责任感。

建议课时

4 课时。

活动过程

本活动通过四步完成：第一步总结常见痹证的检索资源，第二步总结痹证的相关内容，第三步任务拓展，第四步完成对本学习任务的评价。

活动内容

一、总结常见痹证的检索资源

1. 常见记载痹证的书籍包括________________、__________________、_______________。

2. 检索痹证的关键词有___________________、___________________、_______________。

二、总结痹证的相关内容

1. 痹证的证型有哪些？其症状是什么？

2. 痹证的常见预防与调摄方法有哪些?

三、任务拓展

你在某大型连锁药店工作期间接待了患者李某，经过问询，患者李某的情况如下:

李某，女，23 岁，营业员。2016 年 8 月 9 日初诊。1 d 前因天气炎热下河游泳，次日即感觉小便不适，尿频、尿急、尿痛，伴腰痛不适，恶寒，发热，口干喜冷饮，口苦，呕恶，自服“感康”后发热不退，微恶寒，腰部酸胀疼痛明显，小便短数，灼热刺痛，溺色黄赤，食欲不振，大便干结，遂于今日来诊。T 39.1 ℃，P 100 次/min，R 20 次/min，BP 120/80 mmHg。神志清，发热面容，双肺呼吸音正常，心律齐，腹部平软，无压痛，双肾区叩击痛，双下肢不肿。舌质红，舌苔黄腻，脉滑数。尿常规：蛋白(-)，镜检：WBC 8 ~ 10 个/HP，RBC(-)。血常规：WBC 12. 8×10^9/L，N 89%，L 11%。双肾 B 超：双肾无明显异常。

请你结合患者李某的临床表现完成下列任务:

1. 对患者李某进行中医辨证。
2. 对患者李某进行用药指导。

四、评价

综合素质评价见表 7-4。

表 7-4　综合素质评价

项次	项目要求		配分	评分细则	自评得分	小组评价	教师评价
1. 职业素养（40 分）	纪律情况（15 分）	按时到岗，不早退	5	违反规定，每次扣 5 分			
		积极思考，回答问题	5	根据上课统计情况得 1 ~ 5 分			
		三有一无（有本、笔、书，无手机）	5	违反规定每项扣 3 分			
		执行教师命令	0	此为否定项，违规酌情扣 10 ~ 100 分，违反校规按校规处理			
	职业道德（10 分）	能与他人合作	3	不符合要求不得分			
		主动帮助同学	3	主动帮助同学得 3 分，被动帮助同学得 1 分			
		追求完美	4	对工作精益求精且效果明显得 4 分，对工作认真得 3 分，其余不得分			
	5S（10 分）	桌面、地面整洁	5	自己的工位桌面、地面整洁无杂物得 5 分，不合格不得分			
		物品定置管理	5	按定置要求放置得 5 分，其余不得分			
	快速阅读能力（5 分）		5	能快速准确明确任务要求并清晰表达得 5 分，能主动沟通在指导后达标得 3 分，其余不得分			
2. 职业能力（40 分）	痹证辨证要点（10 分）		10	能全部掌握得 10 分，部分掌握得 3 ~ 7 分，不清楚不得分			
	查询常用痹证用药（20 分）	痹证常用药	20	能全部掌握得 20 分，部分掌握得 5 ~ 15 分，不清楚不得分			
	任务拓展（10 分）	能按痹证的用药指导方案进行相关疾病方案设计及制作	10	能进行完整的方案设计得 10 分，设计不完整得 3 ~ 7 分，不实施不得分			

续表 7-4

项次	项目要求		配分	评分细则	自评得分	小组评价	教师评价
3. 工作页完成情况（20 分）	按时完成工作页（20 分）	及时提交	5	按时提交 5 分，迟交不得分			
		内容完成程度	5	按完成情况分别得 1 ~ 5 分			
		回答准确率	5	视准确率情况分别得 1 ~ 5 分			
		有独到的见解	5	视见解程度分别得 1 ~ 5 分			
总分							
加权平均（自评 20%，小组评价 30%，教师 50%）							
教师评价签字：				组长签字：			
请你根据以上打分情况，对本任务中的工作和学习状态进行总体评述（从职业素养的自我提升方面、职业能力的提升方面进行评述，分析自己的不足之处，描述对不足之处的改进措施）							
教师指导意见：							